RÉHABILITATION

DE LA

CHIRURGIE DENTAIRE

PROTHÈSE, SCIENCE ET PROPHYLAXIE

QUI EN DÉRIVENT

Ouvrage utile à tout le monde

PAR LE

Dr CARLOS KOTH,

CHIRURGIEN-DENTISTE AMÉRICAIN

Membre de plusieurs Sociétés savantes d'Angleterre, d'Allemagne et d'Espagne.

« Dans la lecture attentive d'un livre qui, par le titre, semble sans attrait, de même que dans le travail continu et profitable, on trouve souvent un TRÉSOR. — Lisez jusqu'au bout celui que je vous offre et vous trouverez, à n'en point douter celui de votre bouche. »

PARIS

IMPRIMERIE D'AUBUSSON ET KUGELMANN

RUE GRANGE-BATELIÈRE, 13.

1859.

RÉHABILITATION

DE LA

CHIRURGIE DENTAIRE

RÉHABILITATION

DE LA

CHIRURGIE DENTAIRE

PROTHÈSE, SCIENCE ET PROPHYLAXIE

QUI EN DÉRIVENT

Ouvrage utile à tout le monde

PAR LE

Dr CARLOS KOTH,

CHIRURGIEN-DENTISTE AMÉRICAIN

Membre de plusieurs Sociétés savantes d'Angleterre, d'Allemagne et d'Espagne.

PARIS

IMPRIMERIE D'AUBUSSON ET KUGELMANN

RUE GRANGE-BATELIÈRE, 13.

1859.

AUX PROFESSEURS

DUBOIS, VELPEAU, NÉLATON ET MALGAIGNE,

DE LA FACULTÉ DE PARIS.

Scientia est amica
omnibus.

Si les flambeaux de Rousseau, de Voltaire et d'autres philosophes éminents éclairèrent le monde et ouvrirent à la civilisation et au progrès la spacieuse voie d'une ère nouvelle et glorieuse, les vôtres, Messieurs, à l'instar de ceux de vos illustres prédécesseurs et maîtres dans le noble art de guérir, sont devenus aujourd'hui, par leur pétillante lueur, l'étoile conductrice qui forme l'auréole de cette époque universitaire.

Les sciences médicales décèlent, par leurs progrés constants et journaliers, le mérite des hommes qui sont à la tête de la plus illustre des universités. Leur sagesse, leur intelligence, leur zèle, leur labeur et leur courage, sont autant de garanties de protection et d'encouragement pour tous ceux qui, par leur profession, relèvent de la faculté et s'y rattachent, et qui, comme moi, viennent à Paris recevoir parmi les plus éclairés la consécration d'un talent pratique puisé aux sources de l'expérience que donnent trente années d'études, de voyages et d'exercice chirurgical. — Soyez l'égide de la haute et philantropique pensée de réhabilitation de l'art que je professe et que je réclame en ce jour; accueillez avec votre bienveillance habituelle l'hommage que je rends à la science en vos personnes, et prisez avec impartialité et justice l'intention du travailleur infatigable, jaloux de la dignité, du rang et des progrès de son art, sinon le talent et le style de l'écrivain, exposant avec énergie et conscience les données régulatrices et morales de la prothèse dentaire, ignoblement méconnues jusqu'à ce jour, et avilies par les mercénaires et charlatans qui infectent le monde, et sont autant d'acrobates qui étourdissent la capitale des cris de leurs miracles et merveilleux tours. — Les détails spéciaux que je déroule dans le cours de cet opuscule donneront une idée approximative du but et des espérances qui me guident. Les abus que je signale sont connus des hommes de la science et du monde. Les nobles et illustres Mécènes que j'invoque aideront à leur répression. Espérons que, par leur puissant organe, le cri de détresse et de juste indignation que j'ose élever en ce jour, avec la conscience que donne un devoir noblement rempli, retentira jusqu'aux régions de ce gouvernement sage, prévoyant et fort, qui fait l'admiration du monde.

Acceptez, Messieurs, je vous prie, la dédicace de ce livre imparfait, résumé de mes connaissances pratiques et de plusieurs années de travail, et avec elle, l'expression sincère des sentiments distingués avec lesquels j'ai l'honneur d'être

Votre très dévoué,

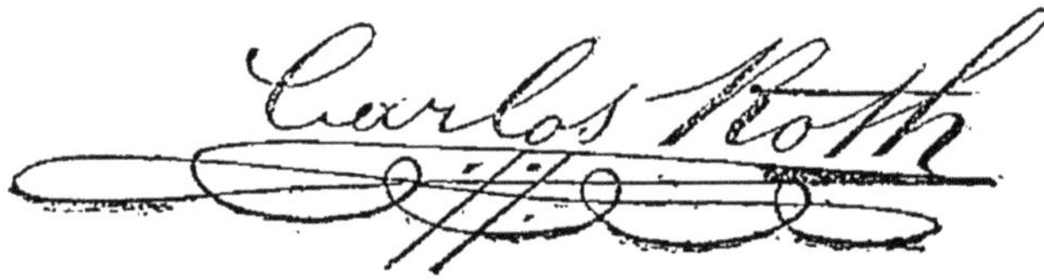

PRÉFACE.

—

Le but que je me propose d'atteindre, en publiant cet ouvrage, n'est pas d'attirer plus particulièrement l'attention publique sur les inventions d'un nouvel opérateur et de donner à l'établissement que je viens de fonder à Paris une importance plus grande que celle qu'ont dû lui donner déjà mes relations avec tous les étrangers de distinction dont j'ai entretenu la bouche pendant le cours de mes nombreux et incessants voyages.

Dieu merci ! Je n'ai plus, grâce à une vie de travail et de loyauté uniquement consacrée au service de mon art, à m'occuper des résultats matériels de ma profession ; une fortune honorablement acquise me met à même de ne point songer à autre chose qu'à la gloire qui doit rejaillir incontestablement sur l'homme dont les travaux affranchiront ses semblables de la tyrannie de certains charlatans et des empiriques.

Je n'ai pas non plus l'intention de donner des leçons aux professeurs distingués qui exercent à Paris la profession de dentiste et qui ont les mêmes motifs que moi pour l'exercer avec autorité. Cependant j'ai la prétention de vulgariser les connaissances qui nous sont communes et de tâcher, autant que cela me sera possible, de mettre un terme aux spéculations scandaleuses dont ils ont le tort, suivant moi, de ne point assez s'inquiéter.

L'art ou la profession de dentiste, comme il plaira au monde de qualifier la pratique de nos connaissances, est une chose respectable et sainte comme l'art ou la profession de médecin. Il est temps que l'on s'occupe d'en limiter l'exercice aux seuls vraiment dignes de s'y livrer, et que l'hygiène de la bouche ne soit pas, de la part de chacun, l'objet de moins d'attention que l'hygiène du reste du corps.

Pénétré des devoirs que le dentiste doit remplir pour mériter ce nom, convaincu de l'importance de sa mission, je n'ai jamais reculé devant un sacrifice pour acquérir une connaissance nouvelle. La bouche est, de tous les organes, le plus sensible, le plus délicat, le plus susceptible d'être de la part du monde un objet d'admiration ou de dégoût. Les soins à donner à cet organe, sa conservation, son culte, pour ainsi dire, doivent donc réclamer de celui qui se charge de l'entretenir une science profonde que le titre de docteur garantit à peine suffisamment.

Il faut surtout que le dentiste ne cesse de se tenir au courant des progrès de son art dans toutes les parties du monde. Je me suis appliqué, avant de m'établir dans la plus importante des capitales, à créer des relations avec l'Angleterre et l'Amérique pour ne jamais ignorer une seule des découvertes utilisées dans les établissements du même genre que le mien. La France est le pays d'adoption de tous ceux qui étudient synthétiquement un art, parce que c'est de la France et vers elle que rayonnent tous les progrès et toutes les lumières. Nul doute qu'elle ne veuille réglementer la science dentaire comme toutes les autres, et créer à l'École de Medecine une chaire spéciale pour l'enseignement de cette science, dès qu'un homme loyal et hardi aura démontré à l'Académie de Médecine les périls qu'offre à l'humanité le libre exercice de l'art que je professe.

Je serais heureux et récompensé si je puis atteindre ce double résultat : réglementation de l'exercice de notre art ; création de chaires spéciales destinées à former des professeurs et à rendre impossible tout charlatanisme. Le dentiste, relevé à ses propres yeux et aux yeux du monde, sera dès lors estimé à l'égal du médecin qui sauve, et l'on ne peut se faire une idée des services qu'une telle réforme rendra à l'humanité !

On serait véritablement effrayé si l'on se rendait compte aujourd'hui des déplorables résultats du libre exercice de la profession de dentiste; si on signalait impitoyablement les duperies et les criminels abus dont cette liberté est l'origine. De nombreux individus s'en servent pour exploiter et estropier souvent leurs semblables ; ils se livrent à des opérations dont les suites peuvent être des plus funestes ; ils vendent des poudres, des teintures, des spécifiques dont le moindre effet est de compromettre la santé de la bouche de leurs victimes; ils détruisent tout le système dentaire en y semant le germe de maux futurs irréparables, et les véritables professeurs dignes de ce nom que possède la première ville de l'univers sont les moins écoutés souvent par le public qui, dans ce cas comme dans tout autre, doit être d'abord éclairé malgré lui.

C'est cette tâche que je veux remplir ; elle ne me rapportera peut-être que des ennuis ; mais je suis résolu à les braver pour obtenir que l'art auquel j'ai consacré trente années de mes veilles prenne enfin la place qu'il a droit de prendre dans l'estime, dans la considération et dans la confiance publiques.

En relevant aux yeux du monde la profession de dentiste, ce n'est pas seulement du reste à cette profession que je rendrais un signalé service : c'est à l'humanité indignement exploitée dans ses intérêts et cruellement frappée dans son bien-être physique que je serai également utile. Les garanties que je veux qu'elle exige de ceux qui sont appelés à soigner le plus précieux de nos organes, elle en profitera bientôt ; et l'hygiène de la bouche cessant d'être livré au charlatanisme, ceux qui en posséderont les notions les indiqueront consciencieusement aux familles.

L'art du dentiste possède des ressources illimités pour guérir, soulager le mal qu'il combat, et même pour l'empêcher de naître. Exercé avec toutes les garanties que la société doit exiger, il doit, tôt ou tard, ranger les maladies dentaires dans le domaine des impossibilités; car, plus heureux que le médecin, le véritable dentiste est certain de voir réussir toutes les cures qu'il entreprend. — Eh bien! cependant, les maux de dents sont aujourd'hui plus fréquents que jamais, le nombre de ceux qui osent se dire professeurs croissant tous les jours.

Cela provient de ce que la majorité de ces prétendus professeurs n'ont d'autre talent que celui d'exploiter la crédulité de ceux qui souffrent pour la première fois, en étalant à leur porte, ou dans les lieux publics les plus importants, de grands cadres habilement ornés de dents artificielles et d'appareils de toutes sortes, que ces exploiteurs seraient incapables souvent de poser eux-mêmes, sans compromettre pour toujours le système nerveux de leurs trop crédules clients.

J'ai connu, depuis mon arrivée à Paris, un grand nombre de personnes qui, ayant été trompées par ces étalages pompeux et par la publicité mensongère des charlatans, s'étaient rendues chez un de ces derniers pour obtenir quelque soulagement à une douleur intense, ou pour se faire soigner la bouche afin de prévenir des maux redoutés. Inutilement martyrisées, ces personnes s'obstinaient à souffrir plutôt que de tenter une nouvelle expérience, et ce n'est qu'en les suppliant de ne pas confondre l'art avec ses exploiteurs, l'homme loyal avec le charlatan, que le dentiste consciencieux et instruit parvient à les guérir et à les amener à croire au régime hygiénique, qui prévient chez les clients toute maladie de la bouche.

Si les conséquences du charlatanisme et de l'obstination fondée de ses victimes n'étaient que de passagères douleurs, on se demanderait si elles sont de nature à éveiller l'attention de l'autorité protectrice ; mais il est hors de doute que ces conséquences sont beaucoup plus graves, et que les maux de dents, surtout quand ils ont été mal soignés, peuvent engendrer toutes sortes de perturbations nerveuses, qui souvent ont occasionné la folie ou la mort. N'est-il point nécessaire, une fois cela établi, de mettre un terme au charlatanisme, et d'offrir au public des garanties qui le ramènent peu à peu à croire dans un art qui soulage et qui sauve.

Mais pour établir cela, pour attirer l'attention du public et de l'autorité sur la question, il faut parfaitement la connaître; il faut avoir longtemps étudié la médecine et la chirurgie dans leurs rapports avec la prothèse dentaire et avec tout ce qui constitue la science du dentiste. — C'est alors seulement qu'on peut démontrer irréfutablement qu'il faut être à la fois chirurgien et médecin pour être dentiste.

Je ne me permettrais pas aussi d'élever en ce moment la voix sur un sujet de cette importance, si je n'avais étudié moi-même dans les différentes universités les sciences dont je veux extraire une synthèse de mon art, et si je ne me sentais capable de prouver ce que j'avance, en démontrant anatomiquement la nécessité des connaissances médicales et chirurgicales pour le dentiste. —C'est après avoir pratiqué en Amérique, en Angleterre, en Espagne, en Allemagne, dans toutes les capitales de ces nations, où l'hygiène de la bouche est l'objet de la plus sérieuse attention, que je suis venu à Paris créer un établissement modèle, et entreprendre de faire respecter et aimer l'art du dentiste, là où tous les autres arts sont aimés et respectés.

L'Établissement modèle dont je parle peut être visité à toute heure. — J'y ai réuni, à grands frais, tout ce qui pouvait composer un musée dentaire exceptionnel. — Les appareils, les pièces isolées, les instruments qui le composent, tout a éte exécuté sous mes yeux, d'après mes instructions, par les mécaniciens les plus habiles de l'Angleterre et des États-Unis. — J'y ai rassemblé cinquante mille dents artificielles, dont la matière première est la plus solide et la plus choisie que l'on connaisse. — On peut y compter plus de mille instruments divers et plusieurs machines, au moyen desquels j'ai soumis les phénomènes physiques aux exigences de ma profession, faisant aussi de l'électricité un des agents les plus efficaces de la science dentaire.

Bien que mon intention, je le répète, ne soit pas, en publiant cet opuscule, d'attirer l'attention sur moi, je prie mes lecteurs, dans l'intérêt de l'art que je tiens à réhabiliter dans leur esprit et dans l'intérêt de la santé publique, de bien vouloir visiter ce musée, rue de la Grange-Batelière, n° 10, tous les jours de onze heures à quatre heures. — Je me ferai un véritable plaisir de les initier à mes travaux, à mes découvertes, et de combattre en eux toutes les préventions qu'ils pourraient nourrir contre ma profession.

La médecine et la chirurgie ont ses gloires scientifiques ; l'hygiène de la bouche mérite d'avoir les siennes, et nul objet d'étude n'est plus digne d'exciter l'émulation des sincères amis de la science et de l'humanité.

Puissent mes efforts être couronnés de succès, moins pour la gloire qui peut m'en revenir que pour le bien qu'ils peuvent produire dans l'humanité. Je rends grâce à la Providence, qui m'a permis, en couronnant de succès mes trente années de labeur, de pouvoir consacrer mon âge mûr à l'étude de la perfection et à la propagation de vérités utiles. — L'honnête homme, le savant convaincu, ne doit pas avoir de plus grande ambition que celle de pouvoir consacrer ainsi ses dernières années au culte de l'idée qui l'a fait vivre.

CONSERVATION DES DENTS

—

« Perfecta nitens elephanto. »
Virgile, livre VI.

« La bouche est un écrin dont les perles n'ont pas de prix. »
Sahadi, *philosophie persane.*

I.

Le devoir le plus important à remplir pour le loyal professeur qui tient à vaincre le mal, et non à spéculer sur ses conséquences, est de ne reculer devant rien pour instruire le public des moyens à employer pour le combattre.

Ce devoir, je veux le remplir en indiquant d'abord les soins incessants qui peuvent empêcher le mal de naître et en disant ensuite comment on peut le vaincre quand il est né, avant surtout que ses ravages ne soient devenus funestes au système général de l'organisation dentaire.

Ce qui me désole, c'est que les soins que je recommande, les moyens que j'indique, n'aient point été assez vulgarisés encore, et que, par suite du peu de conscience des dentistes ordinaires et de l'imprévoyance du public, je n'ai encore pu rencontrer sur cent personnes plus d'une qui soit complétement saine de la bouche. — Or, je le répète, les conséquences de la négligence des uns et de l'incurie des autres sont incalculables.

L'expérience m'apprend chaque jour que le mal que je combats naît surtout du peu d'importance que l'on attache généralement aux soins journaliers de la bouche. — Il provient, la plupart du temps, de l'ignorance des moyens de conservation, du peu de propreté de ceux qui souffrent enfin, de la maladresse des opérateurs et de leurs conseils, de l'application par des ignorants ou sur leur indication de poudres dentifrices et d'élixirs qui se vendent dans les premières boutiques venues, composées par des personnes étrangères à la nature de la dentition et à l'art chimique, ainsi que de l'usage d'aliments trop chauds ou trop froids et du choc violent des mâchoires sur un objet trop dur ou mal disposé pour la mastication.

Le créateur ne nous a donné ces instruments naturels que pour que nous en ayons autant de soin que de tout autre organe de l'économie animale. — Non-seulement ils servent à diviser, mastiquer, triturer et articuler, mais ils sont les ornements principaux du visage humain. — Leur régularité et leur blancheur constituent leur beauté. — Et si ces qualités leur manquent, le visage qu'ils devraient orner perd de sa grâce et de son attrait.

Il n'y a pas de femme laide avec de belles dents ; il n'y en a pas de belle avec des dents mauvaises. — La ouche, mal entretenue et mal garnie, attriste le visage et frappe d'une vieillesse prématurée. — Que de jeunes gens ont perdu leur avenir pour ne point s'être pénétrés de ces vérités !

Nous sommes obligés de nous avouer qu'aucun homme ne s'approchera d'une jeune fille dont la denture est négligée ; et que ne pourrions-nous pas dire de la répugnance qu'inspire une bouche malsaine dont l'haleine fétide dénonce la perturbation de ses éléments organiques ?

Il en est de même du sentiment qu'inspire à la femme un homme dans de semblables conditions. — Toutes les relations intimes lui sont interdites. — Si les résultats du manque de soins sont postérieurs à un mariage, ne doit-on pas redouter que le dégoût qu'ils inspirent ne pousse la personne qui s'en aperçoit à un éloignement instantané et à l'infidélité souvent. — On sait, du reste, que dans certains pays, en Espagne, par exemple, la séparation de corps est autorisée pour cette cause.

Quelques savants ont donné aux dents le nom poétique et vrai de *moulin de la vie*. — Ils ont eu raison au point de vue matériel, comme au point de vue physique. — Une dentition irréprochable broie parfaitement les aliments ; elle aide puissamment à la digestion, et par conséquent elle est un des plus précieux éléments de la santé humaine.

Le bon ton qu'exige la société impose à ceux qui la fréquentent, et spécialement à ceux qui veulent y jouer un rôle, la nécessité d'une grande régularité des organes dentaires.

Les parents ou les tuteurs, qui ne prévoient point à l'avance les conséquences de la négligence des enfants à prendre soin de leur bouche, s'exposent à des reproches de leur part ou tout au moins au remords que leur inspirera les tristes résultats de cette négligence. — A quoi leur aura servi de donner aux jeunes filles ou aux jeunes garçons des leçons d'élégance et de tenue, si les uns et les autres voient tout à coup leur bouche se dégarnir et devenir un objet de dégoût pour n'importe lequel de leurs interlocuteurs ? — Le spleen s'empare de ces jeunes gens ; on essaie bien de réparer les ravages causés ; mais au prix de quels ennuis et de quelles souffrances y parvient-on, quand il n'est pas trop tard !

La faute en est donc principalement, nous le répétons, aux parents, tuteurs et chefs d'institutions. — Ils devraient, dès que les enfants ont atteint l'âge de quatre ou cinq ans, les instruire de ce qu'ils ont à faire pour soigner, entretenir, fortifier, embellir, et par conséquent conserver leurs dents. — L'emploi d'une brosse convenable, de poudres dentifrices ou d'élixir habilement préparés, est-il donc si difficile, et, quand on s'y est habitué, n'est-on pas heureux de s'y livrer chaque jour ? — La chose vaut la peine que les parents, les tuteurs et les chefs d'institutions usent de leur autorité pour se faire obéir, dans le cas où ils rencontreraient une résistance quelconque chez les enfants ; il s'agit de l'avenir de ces derniers ; il n'y a donc pas à reculer devant une opération utile qui, faite à temps, en évitera peut être une bien cruelle. — Dans de semblables cas être sensible aux pleurs des enfants, c'est ne pas les aimer ; et nous pouvons assurer, du reste, que ces pleurs mêmes ne couleront pas si, dès l'âge que nous venons d'indiquer, les soins sont prodigués avec intelligence, sous la surveillance d'un professeur consciencieux.

Bien des fois, j'ai entendu de jeunes filles et de jeunes garçons qu'on m'amenait avec des dents mal rangées, superposées ou carriées, dire à leurs parents : « Votre bonté, votre complaisance, votre faiblesse, m'ont été bien funestes ; elles causeront peut être mon malheur pendant tout le reste de mes jours. » — Quelle douleur ne doivent pas éprouver les personnes qui essuient de tels reproches ! une compassion mal entendue les a poussées souvent à les mériter ; elles n'ont pas voulu contrarier leurs enfants et exiger d'eux une seconde de courage et de résolution, qui leur eût épargné des années de souffrance et peut-être une vie tout entière de spleen et de dégoût.

La santé est comme une composition musicale dont l'harmonie, pour être agréable à l'oreille, doit être parfaite dans toutes ses parties. Le corps humain, jouissant d'une santé complète, est la plus belle des créations de Dieu ; vicié dans son harmonie générale, il peut devenir un objet d'éloignement pour les autres hommes. — Rien ne vicie davantage cette harmonie que le peu de soin des organes dentaires. — S'ils sont, au contraire, précieusement entretenus et conservés, ils deviennent un élément de santé pour le reste du corps, auquel d'autres maux ne se communiquent souvent que par la bouche ; ils facilitent les fonctions nutritives dont la perfection et la régularité préservent le corps humain de bien des perturbations. — Une bouche constamment fraîche est un gage de santé.

Comme nous l'avons dit en passant, les dents sont nécessaires à l'articulation distincte des paroles. — Les personnes auxquelles manquent les dents de devant éprouvent de très grandes difficultés de prononciation, parce que leur langue s'embarrasse presque toujours dans l'espace laissé vide et parce que leur salive s'y perd, se répand sur leurs lèvres et jaillit même parfois au visage de leurs interlocuteurs à l'émission du moindre son. — Les orateurs sacrés ou profanes qui se trouvent dans cette situation ont beau user de mille précautions dans la façon de lancer la parole, ils se fatiguent énormément et ne peuvent cependant le plus souvent arriver à se faire comprendre de leur auditoire. — Un grand orateur romain comparait les dents aux cordes d'un instrument de musique, qui modifient les sons de cet instrument, selon qu'elles sont plus ou moins nombreuses ou plus ou moins bien tendues.

Une autre des fonctions des organes dentaires est de soutenir les muscles du visage. Si quelques-unes de nos dents nous manquent, les joues se creusent ou se plissent ; les lèvres s'enfoncent, et l'ensemble du visage revêt un air de vieillesse et d'affliction pénible ; l'angle de la mâchoire inférieure devient plus obtus ; le menton se déplace en avant et entraîne à sa suite les angles postérieurs du visage, ce qui détruit toute la symétrie de ce dernier, et donne souvent à un jeune homme l'aspect d'un septuagénaire.

La dentition considérée au point de vue physique, comme un simple ornement du visage, mériterait même, et a toujours mérité, du reste, des personnes, la plus scrupuleuse attention. — Supposons que la santé générale n'ait rien à voir avec les organes dentaires, ce que nous nions, n'est-il pas déplorable de ressembler prématurément à un vieillard quand on a au cœur le foyer d'activité de la jeunesse, au front la flamme de la pensée, dans tout le corps l'agilité, grâce à laquelle on vient à bout des grandes entreprises ? — Et, nous le répétons à dessein, qu'y a-t-il de plus horrible à la vue qu'une bouche malsaine et de plus repoussant à l'odorat?

De physique, la douleur devient promptement morale quand elle affecte les organes dentaires. — Peu de personnes ignorent qu'elles ont la bouche malsaine, quand ce malheur leur arrive ; leur imagination se frappe ; elles font de grands efforts pour comprimer leurs lèvres en parlant, afin de ne point exciter le dégoût et d'épargner la honte de se voir fuir par leurs amis les plus intimes ; elles ont peur d'être accusées de cette malpropreté, qui est la cause de tout ; elles sont à la torture. — On ne peut trop s'apitoyer sur le sort de ces personnes condamnées à rougir d'elles-mêmes, à ne parler que rarement, et à entendre leurs propres domestiques les comparer à ce qu'il y a de plus répugnant. — Une imagination frappée de cette façon est promptement une cause de maladie grave ; il n'y a plus de joie complète. — Deux ou trois secondes de soins journaliers pouvaient empêcher le mal de naître.

Le mauvais état de l'haleine dont il vient d'être question est d'autant plus grave et repoussant qu'il se complique, fort souvent, avec un état gastrique ancien, dû en partie à l'altération dentaire, qui l'entretient et augmente cette fétidité que rien ne peut définir, et à laquelle nous cherchons à obvier par ces préceptes prophilactiques.

Une anecdote de quelques lignes et dont une jeune fille, peu soigneuse de sa bouche, fut malheureusement l'héroïne, peut servir ici d'exemple salutaire. — Benserade, après avoir entendu chanter une jeune fille dont l'haleine était impure, dit à une personne qui se trouvait près de lui : — « Voilà une très belle voix et de fort belles paroles ; mais l'air n'en vaut rien ! »

M. Lavater, le grand physionomiste, fait remarquer que la personne qui ne prend pas soin de sa bouche commet une trahison aux sentiments nobles et élevés. — On peut dire des douleurs de dents ce que l'on dit des rhumes : le malade et le médecin les négligent trop, les laissent atteindre un degré d'intensité funeste, et sont enfin cause qu'ils jettent la perturbation dans le système général du patient. — La douleur continue et le manque de sommeil détruisent la santé et occasionnent souvent des fièvres ardentes, des attaques nerveuses, des convulsions intenses.— Les maux de dents bouleversent complétement l'harmonie du patient ; c'est alors qu'il maudit sa négligence, surtout lorsqu'on lui assure qu'il aurait pu éviter la souffrance qu'il endure en se faisant examiner la bouche deux ou trois fois par an par un dentiste sérieux. — Nous ne saurions donc trop recommander aux personnes dans les mains desquelles tombera ce livre de faire immédiatement choix d'un dentiste ; de ne pas attendre que la douleur les y contraigne, et surtout, si la douleur s'est déclarée, de ne point la laisser augmenter quand elle peut être soulagée en une seconde

En Angleterre, en Allemagne, en Amérique, j'ai observé avec joie que les dentistes, comme les médecins et les avocats, sont attachés aux familles par des contrats annuels, de sorte qu'il ne se passe pas de semaine qu'ils ne viennent examiner la bouche des parents, des enfants et même des domestiques. Ce serait un grand service à rendre à la France que d'y vulgariser cette coutume. — *Le gouvernement s'occuperait alors de régulariser l'exercice de la profession de dentiste.* — Les chefs de famille, convaincus de l'importance des soins fréquents et des précautions à prendre pour la bouche, s'inquiéteraient de tout ce qui peut y être relatif ; ils ne souffriraient plus que des chefs d'institutions facilitent l'entrée de leurs établissements à des dentistes inhabiles et qui n'ont aucune connaissance spéciale de notre art.

Ces charlatans, dont rien ne réprime les abus, sont peut-être en partie la cause du mal que je déplore l'horreur qu'ils inspirent aux enfants, les adultes la conservent et préfèrent souffrir que de confier leur bouche à un de ces hommes qui les ont torturés en pension. — Nous en revenons alors à ce que nous disions dans notre introduction : c'est une chose sérieuse entre toutes que la prothèse dentaire ; il faut que la législation appliquée aux médecins le soit aux dentistes ; il faut que des études spéciales leur soient imposées, et que des diplômes obtenus dans des conditions fixées servent de garanties au public et particulièrement aux chefs de famille.

Nous ne voulons pas terminer cet important chapitre sans le résumer, sans dire à nos lecteurs : il dépend de vous de ne jamais connaître les maux de dents ; il dépend de vous de faire cesser le mal instantanément, si vous l'éprouvez, et de ne plus l'éprouver jamais ; il dépend de vous d'être constamment certain d'une digestion facile, d'une grande fraîcheur de la bouche, d'une parfaite tranquillité d'imagination.—Vous n'avez pour cela qu'à consulter plusieurs fois par an un dentiste sérieux et à sacrifier chaque jour quelques secondes à la toilette de votre bouche. — Si vous ne suivez pas mes conseils entièrement désintéressés, vous vous exposez à une vieillesse prématurée, à des douleurs atroces, à des névralgies perturbatrices, à des fièvres cérébrales, aux angines bilieuses, aux caries et nécroses, aux ulcères des parrois de la bouche et de la langue, aux cancers, aux flegmons et à *l'anémie*, par absorption des matériaux impropres et corrompus que les dents sécrètent par l'effet de leurs caries et par les aliments qui s'y déposent et corrompent promptement, lesquels détritus pestilentiels, et pour ainsi dire toxiques, charriés dans le torrent circulatoire par l'acte de la chylification, portent indubitablement le trouble dans les fonctions organiques dont l'ensemble constitue la vie.

L'hystérie et certains états de la matrice se lient souvent directement ou indirectement à un état pathologique tout spécial des dents et des premières voies. Cela s'est vu et ne laisse point aux observateurs cliniques le moindre ombre de doute. De là, la précise indication de s'enquérir de l'état de ces organes réciproquement pour agir ensuite sur ceux qui souffrent secondairement. Voici la confirmation de ce fait :

La *Lancette,* journal anglais spécial, cite le cas suivant, qui prouve à quel point les connaissances médicales et chirurgicales sont nécessaires au dentiste.

Une dame souffrait depuis longtemps d'une forte douleur utérine, et elle avait en même temps une inflammation à la mâchoire supérieure qui présentait une certaine gravité. — Après un long et sérieux examen, on découvrit que la dent de sagesse voulait sortir et n'avait pas assez de place pour se faire un passage, ce qui l'obligeait à enflammer les alvéoles en les resserrant. — Une simple opération ayant facilité ce passage, la douleur utérine disparut en même temps que l'inflammation dentaire. — C'est un des phénomènes des influences nerveuses des principaux centres d'impression, tels que le cerveau, l'estomac, l'utérus.

LE DENTISTE.

II.

Le dentiste doit être un homme parfaitement sain; il doit, autant que possible, par des soins constants, se mettre à l'abri de toute espèce de maladie; il faut qu'il vive moins pour lui que pour sa profession et pour le soulagement de ceux qui ont foi dans son art; la plus extrême propreté est une qualité indispensable pour le dentiste, et sa constante attention doit être fixée sur ses instruments et sur tout ce qui, chez lui, peut avoir quelque rapport avec la bouche de ses clients. Souvent ces derniers sont exposés à souffrir davantage s'ils s'adressent à un homme négligent, dont *les instruments, mal entretenus, les exposent à des maux contagieux.*

Le dentiste doit être aimable et bien élevé, afin d'inspirer une grande confiance aux personnes qui viennent chercher auprès de lui soulagement et consolation. La réserve la plus absolue sera nécessairement précieuse chez lui, car il ne doit rendre compte à personne, et sous quelque prétexte que ce soit, de ce qui se passe dans son cabinet. — Comme le médecin, le dentiste est un confesseur. — Il n'est agréable à personne que d'autres connaissent ce qu'on ne révèlerait pas souvent à un frère. — Il faut, dans chacun, respecter la nuance de caractère et sa susceptibilité.

Voici les connaissances principales qu'il doit posséder selon moi :

L'art de guérir toutes les maladies qui ont un rapport direct ou indirect avec l'organisme dentaire;

L'ostéologie ou science parfaite de tout ce qui concerne les os de la créature humaine, en ce qui a trait surtout à la tête ;

La miologie ou connaissance des muscles dans leurs rapports avec nos divers organes ;

L'*esplanchnologie* des viscères, afin qu'il puisse rechercher et détruire les causes du mal partout où elles peuvent se réfugier ;

L'angiologie, étude anatomique des vaisseaux du corps humain, car le mal, souvent, a non-seulement ses causes dans le sang, mais dans la situation anormale du système des tissus par lesquels il circule dans l'être organisé ;

L'adénologie, étude des glandes, de leurs principes organiques, de leurs développements et des moyens de les faire disparaître. — Les glandes peuvent être tantôt la cause, tantôt le résultat du mal de dents ; il faut que le dentiste se rende parfaitement compte si le client est dans l'un des deux cas.

Le dentiste, enfin, est forcé ou devrait l'être par la loi, d'avoir fait de longues études médicales et chirurgicales relatives à l'organisme des cartilages et des ligaments qui relient toutes les parties du corps humain et particulièrement de toutes les articulations de la tête.

Anatomiste profond et sûr, le dentiste doit, par le simple toucher, se rendre compte de tout ce qui trouble le système dentaire des personnes qui viennent à lui, et pouvoir immédiatement découvrir le siége du mal.

Certes, celui-là est un effronté criminel qui se croit capable d'exercer la profession de dentiste sans ces études préalables, et qui, se bornant à faire asseoir le client et à se faire indiquer par lui la dent malade, se met en devoir d'extraire cette dent. — L'excès même de la douleur endort le mal ; mais si ses causes étaient autres que celles qui exigent d'ordinaire l'extraction d'une dent, elles renaissent le lendemain avec des caractères autrement menaçants, et l'ignorance de l'opérateur condamne la victime au martyre.

Les dentistes dignes de ce nom en agissent autrement. — Ce n'est qu'après une consciencieuse auscultation qu'ils se prononcent, et ils sont à même, après l'avoir faite, d'indiquer jusqu'aux moindres origines du mal.

Il faut aussi que le dentiste soit un mécanicien de premier ordre, un métallurgiste capable de se prononcer à coup sûr sur tous les métaux qu'il emploie, de modeler, de fondre, de traiter chimiquement ou physiquement ces métaux ; il doit savoir manipuler lui-même toutes les compositions nécessaires à la destruction ou au soulagement des nerfs, sans attaquer le système osseux des patients ; il faut qu'il soit en état de préparer instantanément lui-même tout ingrédient capable de soulager la personne qui a recours à ses soins.

Il est essentiel surtout qu'il ait consacré de longues heures à l'analyse des matières dont se composent les dents ; qu'au simple coup d'œil il soit à même de se rendre compte de la proportion dans laquelle ces matières sont réparties dans telles ou telles dents, afin qu'il puisse le soumettre à tel ou tel traitement, varier les doses chimiques et savoir que ce qui peut être utile aux unes pourrait parfois devenir funeste aux autres.

Je ne puis m'empêcher vraiment, après avoir récapitulé rapidement la somme de connaissances nécessaires aux hommes qui exercent ma profession, je ne puis m'empêcher, dis-je, d'éprouver un mouvement d'indignation à la pensée que, sur les centaines d'individus exerçant à Paris la profession de dentiste, restreint est le nombre qui possèdent ces connaissances.

N'importe qui, sans garantie sociale, sans instruction, sans science, sans diplôme, et, qui pis est, sans moralité notoire, peut impunément s'établir et se dire dentiste, il lui suffira d'étaler certain faste et quelques enseignes pompeuses qui décèlent le marchand d'orviétan, le charlatan vulgaire à la recherche d'une position, pour fixer cette foule curieuse, oisive et simple dans son ensemble, l'attirer dans ces salons et l'exploiter à son gré, ne tenant compte que de ses intérêts personnels, que du but fortuné qu'il se propose, et se dégageant de ce noble sentiment de sympathie et d'abnégation philantropique, qui doit être la devise de l'homme de l'art destiné à secourir ses semblables dans les douleurs et les souffrances enfantées par ces désordres matériels et profonds de la trame organique, qu'une main habile, conduite par l'élan d'un cœur noble et sensible, peut seule calmer, détruire de fond en comble.

Ces hommes, dont la cupidité masque l'ignorance, finissent, en se trompant eux-mêmes par la force des circonstances et de l'habitude, par tromper le public, et, avec les deniers des victimes, ou mieux dit, des dupes faites dans ses rangs, par se frayer le chemin du bien-être et de l'opulence même. Tel est le résultat de la faiblesse et du vertige de la pauvre humanité! Il en est toujours ainsi dans les grandes villes, la nouveauté l'emporte sur les vérités les plus ostensibles et sur toute science, et le pauvre Pierre va certainement où la foule le mène. Le courant des *nouvellistes établi*, il n'a qu'à se laisser conduire. — *Vulgus decepit vult decipiatur.*

Ces charlatans éhontés poussent même parfois l'audace jusqu'à publier de petits livres de prothèse dentaire, traductions ignorantes d'ouvrages quelquefois sérieux publiés à l'étranger, mais tellement incompréhensibles que l'auteur du livre original ne s'y reconnaîtrait pas. J'ai fait la liste de la plupart de ces hommes mal classés dans la hiérarchie professionnelle; j'ai voulu connaître leurs antécédents. Je tiens à prouver un jour ce qu'ils sont sous le rapport social et scientifique.

Après cet exposé, j'espère que le gouvernement et le public commenceront à s'inquiéter d'un tel état de choses. Je me serai fait de nombreux ennemis, sans doute, mais j'aurai rendu un service immense à l'humanité et particulièrement à la France, cette terre classique d'éternelle justice, de loyauté et de progrès.

Je ne cesserai de réclamer des garanties de la part de ceux qui veulent exercer l'art du dentiste. — Je ne cesserai de leur dire :

« Vous êtes appelés à guérir des douleurs organiques, êtes-vous médecins ?

« Vous êtes appelés à pratiquer de graves opérations, êtes-vous chirurgiens ?

« Vous devez préparer des compositions chimiques, êtes-vous chimistes ?

« Vous ne pouvez pas pratiquer votre profession sans être à même de présider à la fabrication des appareils que vous vendez, êtes-vous mécaniciens ?

« Vous êtes obligés de connaître la nature et les qualités des différents métaux, êtes-vous métallurgistes ? »

Je les défie aujourd'hui de me répondre affirmativement, et cependant, cette réponse affirmative, le public et le gouvernement sont en droit de l'exiger.

Pour qu'ils la fissent, il faudrait qu'ils eussent étudié depuis leur enfance les éléments de leur art et ils ne l'ont pas fait. L'eussent-ils voulu, devant quelle chaire le pouvaient-ils ?

Je supplie les lecteurs de ce petit opuscule de réfléchir sérieusement sur ce sujet. — Tout ce qui intéresse la santé physique et morale de l'individu est entouré en France d'immenses garanties. — L'art du dentiste, qui intéresse à la fois notre santé physique et notre santé morale, est le seul qui ne soit point entouré de ces garanties ; et il me semble avoir victorieusement démontré que les conséquences de cette incurie sont funestes au plus haut degré. — Je ne demande pas mieux que de donner publiquement des raisons à l'appui de mon dire.

DES DENTS.

—

III

On donne le nom de dents en anatomie à des os, ou, selon l'opinion moderne, à des sécrétions ossiformes, dures, petites, supplantées dans les alvéoles des deux mâchoires, et qui servent, ainsi que je l'ai déjà dit, à contenir, diviser et triturer les aliments.

Chacune de ces sécrétions ossiformes se divise en trois parties : la couronne, le col ou *cervix* et la racine. — Elles ont une enveloppe extérieure qui les recouvre jusqu'à la naissance de la racine, et qui, par sa blancheur, son brillant et sa dureté, mérite le nom d'émail ou de partie vitreuse qu'elle porte. — Cette enveloppe sert à préserver la dent du contact de l'air contre lequel la racine n'a pas besoin d'être protégée; elle est une nouvelle preuve de la grande sagesse des précautions prises par le Créateur pour perfectionner son œuvre prédilecte.

En prenant le nombre cent pour total des parties matérielles dont se composent les dents, le célèbre chimiste suédois, Berzélius, qui en a fait l'analyse chimique, établit les proportions suivantes entre ces parties :

Phosphate de chaux,	62
Carbonate de chaux,	5, 5
Silicate de chaux,	2
Phosphate de magnésie,	1
Soude et muriate de soude,	1, 5
Matière animale gélatineuse,	28
Total	100 »

Ces proportions varient cependant selon les âges, les natures et la différence des climats où est né ou qu'a habités chaque personne à l'âge de quinze ans. — Elles varient également, selon qu'on a plus ou moins absorbé d'eaux contenant des sels de chaux, de fer ou de soude.

Un dentiste intelligent doit reconnaître à première vue si les proportions que nous venons d'indiquer ont été plus ou moins modifiées par ces causes ou par d'autres, afin de modifier aussi sa façon d'opérer et les préparations matérielles dont il jugera l'application nécessaire.

Les modifications subies par la synthèse chimique de la dent modifient également la nature des impressions nerveuses. — Il faut donc se rendre un compte exact de cette double modification, car l'application de tel ou tel remède peut augmenter ou diminuer les impressions nerveuses, et la pose de dents artificielles composées de telle ou telle matière à côté des dents naturelles peut causer de grandes perturbations, si le dentiste ne s'est point arrangé de manière à établir dans les dents artificielles les mêmes proportions de matières chimiques établies par la nature dans la composition des dents naturelles du patient.

Les autres parties du corps humain qui ont les rapports les plus intimes avec la dentition sont :

Les artères dentaires qui facilitent la nutrition des sécrétions ossiformes avec lesquelles elles communiquent directement ;

La pulpe dentaire, substance pulpeuse ou pultacée, qui remplit la cavité des dents, sensible à l'extrême, tendre et de couleur grise;

La cavité dentaire, dans laquelle la pulpe se trouve placée ;

Les conduits dentaires, conduits osseux par lesquels passent les vaisseaux et les nerfs qui se distribuent dans tout le système dentaire ;

Les follicules dentaires, petites bourses membraneuses dans lesquelles les dents sont placées et maintenues ;

Les veines dentaires qui, avec les artères, complètent le rôle et l'action du sang sur la sécrétion ossiforme;

Les alvéoles, cavités dans lesquelles les racines des dents sont comme encaissées;

Les arcs alvéolaires formés par les alvéoles dans les deux mâchoires;

L'artère et la veine alvéolaires, divisions sanguines des maxilaires internes;

Les nerfs alvéolaires ou dentaires postérieurs qui procèdent de la maxillaire supérieure ou inférieure;

Enfin, les mâchoires dans lesquelles sont situées les alvéoles garnies de dents, au nombre de trente-deux dans l'état normal. La mâchoire supérieure se nomme syncranienne et l'inférieure diacranienne en anatomie.

Les dents de meilleure qualité et le moins exposées à la carie sont celles qui réunissent la blancheur paille ou couleur d'ivoire un peu jaune à une grosseur proportionnée de la racine à la couronne, et chez lesquelles le sommet de la couronne est un peu muqueux.

Les dents de mauvaise qualité ou qui, tout au moins, réclament un soin incessant et de grandes précautions, à cause de leur délicatesse, sont d'un blanc azuré, minces et presque transparentes. La substance dont elles se composent est très-exposée à une prompte décomposition par excès de *phosphate de chaux*.

En classant de la sorte, et selon les leçons de l'expérience, les dents qui présentent tels ou tels signes dans leur ossification, et qui nous semblent, après une pratique longue et toujours couronnée de succès, plus ou moins sujets à la carie, je ne veux pas cependant affirmer qu'il en est toujours ainsi. — Les exceptions, pour être rares, n'en existent pas moins, et c'est dans leur connaissance parfaite au simple examen que le dentiste prouve au besoin qu'aucun des secrets de son art ne lui est inconnu.

ENTRETIEN DES DENTS CHEZ L'ENFANT

—

IV

Dès que l'enfant est né, on doit s'empresser de veiller à tous les phénomènes dont sa bouche va devenir le théâtre.

La mère ou la nourrice doivent la lui laver soigneusement deux fois par jour, avec un linge de fil très-fin, trempé d'eau, afin d'en ôter les flegmes ou substances muqueuses et acides qui naissent de l'usage du lait.

Il est aussi nécessaire d'appeler de suite un habile dentiste dès qu'on s'aperçoit que l'enfant va faire ses premières dents.— Toutes les mères savent par expérience ou par ouï-dire, si elles sont mères pour la première fois, l'importance de la première dentition; elles savent que rien n'est à la fois plus dangereux et plus utile. — Il y a une cause puissante et peut-être pas assez appréciée des hommes de l'art, qui détermine souvent les convulsions ou l'éclampsie chez les enfants pendant le travail de la première dentition. Je veux parler de la dureté, épaisseur et structure coriace et résistante de la membrane ou tissu qui recouvre les maxillaires et qu'on désigne du nom de gencives. Lorsqu'elles sont ainsi constituées, les dents de lait ont de la peine à les traverser, et on comprend qu'en présence d'un obstacle de ce genre les efforts les mieux combinés de la nature demeurent impuissants et l'éruption impossible ou incomplète. Dès lors le gonflement, les douleurs, les cris, les pleurs, l'insomnie, la salivation, et l'inquiétude augmentent visiblement chez le pauvre enfant, et à un moment donné tout ce travail d'innervation va retentir droit au cerveau par sympathie et concomitance, et déterminer des phenomènes éclamptiques et nerveux qui varient selon que le jeune sujet est plus ou moins fort, qu'une maladie quelconque complique cette dangereuse position, et que la dent est une incisive, une petite ou grosse molaire. Le tempérament lymphatique ou scrofuleux, le rachitisme, une diathèse héréditaire ou autre cause d'impuissance organique, font que la dent faible par elle-même manque de l'impulsion nécessaire, de cette force asthénique indispensable pour percer le tissu gencival et s'épanouir au dehors au détriment de celui-ci, malgré sa résistance et sa texture hipertrophique. C'est alors, et quand au moment où la force éruptive et organique de la nature fait défaut, que le dentiste ou le chirurgien doivent intervenir et y suppléer avec l'instrument tranchant, en faisant, guidé par les notions anatomiques, une incision horizontale ou cruciale sur la gencive, juste à l'endroit que doit percer la dent impuissante par elle-même. Cette petite opération, simple en apparence et pour laquelle il faut de la prévision et du tact, est de la plus haute importance : faite en temps opportun, on voit disparaître des effets souvent mortels avec la cause qui leur a donné naissance. J'insiste donc sur les considérations qui m'y ont conduit avec d'autant plus de raison qu'en général on est presque toujours tenté de rapporter les convulsions de cet âge à la présence des vers dans le tube digestif, aux métastases éruptives qui y coïncident et à une affection cérébriforme qui souvent n'existe pas.

J'espère que les hommes de l'art apprécieront mes observations en ce qu'elles valent.

Je ne crains pas d'affirmer que les soins d'un dentiste habile font disparaître le danger; qu'ils calment la douleur chez l'enfant et hâtent surtout l'accomplissement du phénomène dentaire.

De l'âge de cinq à six ans, lorsque la seconde dentition va s'opérer chez l'enfant, à l'âge de quinze ou seize ans où elle est complétement terminée, les soins du dentiste sont plus que jamais utiles. — Ils prévoient alors les maux que plus tard il faudrait guérir; ils empêchent les dents de se superposer; ils en règlent l'arrangement; ils parviennent même parfois à en modifier la nature. — De dix-huit à vingt-deux ans paraît la dent, dite de sagesse, qui très souvent cause de grandes douleurs. Il m'est impossible, dans les limites de cet opuscule, d'indiquer tous les moyens auxquels un dentiste consciencieux a recours pour tuer chez l'enfant tous les germes de ce mal cruel dont tant de grandes personnes sont victimes. — Ces moyens ne peuvent être, pour la plupart, appliqués que par le dentiste lui-même.

La première dentition doit être un objet d'attention et de surveillance pour les parents, tuteurs ou autres personnes chargées des enfants dès le berceau. Les caries doivent être contrariées dans leurs progrès, traitées énergiquement de même que chez l'adulte, afin d'éviter les maux, souvent irréparables, qu'elles peuvent occasionner à la seconde dentition, soit dans sa qualité, soit dans sa position, consistance, évolution et durée. Il en est de même de l'extraction prématurée des premières dents : de là le danger de défaut de développement et de superposition. Les soins à donner sont donc de la plus haute importance, et c'est avec peine que je remarque que, jusqu'à nos jours, ils avaient été fort négligés. — Des hommes professant mes idées, constamment dévoués à leur profession et à l'humanité qui en est le but, à force de conseils et d'insinuations orales et écrites, sont parvenus à fixer un peu plus l'attention sur les tristes conséquences qu'entraîneraient tôt ou tard la négligence et l'incurie, sous le rapport énoncé plus haut.

J'invite seulement les mères à bien se convaincre que la dentition mal soignée, mal dirigée, met souvent obstacle au développement des facultés de l'enfant ; que ses études en souffrent ; que son intelligence est souvent altérée par les souffrances qui, directement ou indirectement, proviennent de ce peu de soin et de cette mauvaise direction.

Je terminerai ce court chapitre en donnant aux mères un conseil bien simple et qui peut-être les fera sourire, mais qui n'en a pas moins sa valeur. — J'ai longtemps et longuement voyagé; j'ai vécu chez les Indiens et parmi les nègres de l'Amérique, et j'ai remarqué que l'usage du sel était on ne peut plus utile à la dentition des enfants. — L'emploi du sel dans les aliments ne saurait donc être trop conseillé aux mères et aux nourrices; il durcit l'ossification; il fortifie les gencives et les dents elles-mêmes; il empêche les vers de naître et les tue s'ils sont nés; il est propice à la santé générale et n'a jamais produit de fâcheux résultats. — Une longue expérience m'a démontré ces vérités. — Il est bien entendu cependant que l'emploi n'est pas l'excès, et que les nourrices et les mères doivent bien faire cette différence.

MALADIES DES DENTS.

—

V

Les maladies des dents sont excessivement nombreuses et leurs causes le sont plus encore. — Pendant une pratique de longues années, j'ai guéri un grand nombre de ces maladies, et j'ai été à même de me trouver en présence de cas extraordinaires qui avaient été traités sans aucun résultat par les médecins les plus célèbres des différents pays que j'ai parcourus.— Je veux parler, par exemple, des suppurations de matières par les fosses nasales et par les oreilles, d'écoulements cancéreux à l'intérieur ou à l'extérieur des mâchoires, de scrofules, des alvéoles ; je veux parler enfin de toutes maladies dont un chirurgien-dentiste habile peut seul arrêter les progrès, et que les charlatans ignorants renvoient aux médecins ordinaires qui, la plupart du temps n'ayant pas fait d'études spéciales, commencent un traitement qui n'a aucun rapport avec le mal.

Il est bien triste d'observer qu'à Paris, la grande capitale du monde, le centre de la civilisation par excellence, il n'y a ni une chaire spéciale pour enseigner l'art que je professe, ni de commission pour examiner ceux qui veulent prendre le titre de dentiste. — C'est une branche de la chirurgie que votre art, me dira-t-on. — Oui, parce que jusqu'ici on ne l'a point assez étudié pour lui faire prendre le rang spécial auquel il a droit. — Le chirurgien étudie cette branche pour ne jamais ou presque jamais s'occuper d'elle. — Quelle garantie offre sa science à ceux qui justement ont recours à d'autres qu'à lui ? – L'art du dentiste, je ne cesserai de le dire, exige des connaissances mécaniques ; il veut pour adeptes des minéralogistes, des chimistes, des hommes ayant étudié toutes les sciences dans leurs rapports avec cette branche de la chirurgie que les chirurgiens n'étudient que superficiellement dans ses rapports avec l'harmonie générale du corps humain.

Ce que nous réclamons du dentiste, on le réclame avec raison de l'occuliste. — Lorsque la civilisation en est arrivée au point où elle se trouve de nos jours, toutes *les spécialités* de l'art et de la science médicale doivent avoir leurs représentants particuliers offrant tous des garanties sérieuses.

Il est excessivement important que les malades qui souffrent d'attaques de nerfs, d'indigestions, de spleen et d'hypocondrie, se rendent, accompagnés de leur médecin, auprès d'un dentiste habile ; car souvent ces maladies proviennent du mauvais état de la dentition et il est possible que cette visite leur éviterait un long et inutile traitement, le simple coup-d'œil du dentiste suffisant pour reconnaître les véritables causes du mal.

Nous revenons encore au sujet principal de notre étonnement et de nos inquiétudes : — En France, la profession de dentiste est permise à tous. — Dans des cas semblables à ceux que je viens de signaler de quelle efficacité peut être, par exemple, l'intervention d'un ignorant, que l'absence de tout diplôme qualifie, d'un homme sans aucune sorte d'éducation et qui souvent n'a étudié que l'art de tromper.

Pourquoi la police ne commencerait-elle pas tout d'abord par empêcher les plus hardis de ces charlatans de se dire brévetés et médaillés par certaines cours où ils sont inconnus, et de se targuer d'une célébrité qu'ils se sont eux-mêmes octroyée?

Me trouvant de passage à Paris, il y a quelques années, le hasard me fit faire la connaissance d'un de ces industriels effrontés; il me crut un de ces pareils et me révéla les secrets de ce qui peut s'appeler l'art de l'escamotage, mais de ce qui ne s'appellera jamais l'art du dentiste. — Il me montra dans son antichambre les clients à tant par jour qui viennent s'y asseoir pour faire nombre et faire l'éloge de son adresse ; il me fit parcourir les corridors secrets par lesquels ces clients factices entrent et sortent en s'extasiant à haute voix selon les besoins du moment; il me révéla tout un système de domesticité appliqué au charlatanisme dont je n'aurais jamais pu me faire une idée si je ne l'avais vu;

mais ce qui me causa le plus d'indignation, ce fut l'aspect d'un appareil imperceptible, lui permettant de plonger la vue de son cabinet dans ses antichambres en appuyant l'œil sur cet appareil, disposé dans les raînures d'une porte, et de reconnaître ainsi les personnes pouvant revenir pour se plaindre ou pour exiger tout au moins la cure radicale promise.— Dans ce cas-là, me dit-il, je fais dire que la consultation n'aura pas lieu ou je me fais remplacer par un compère qui, selon le caractère du client, le congédie ou l'oblige encore à payer un nouveau martyre.

Ces coupables exploiteurs de la crédulité et de la souffrance, n'ayant, je m'efforce de le répéter, aucune espèce de connaissances théoriques et même pratiques, appliquent au besoin sur la dent les ingrédients les plus contraires à la santé ; ils *fabriquent* et posent à la douzaine des dents d'os ou d'ivoire, des planches de métal dont la nature ou la mauvaise qualité expose à l'empoisonnement ; ils consolident tout cela à l'aide de fils d'archal, de morceaux de bois ou de crochets qui détruisent les dents naturelles et donnent lieu à de cruelles maladies de la bouche et de l'estomac dont les résultats sont parfois horribles. — Il n'est pas jusqu'à des femmes qui ne se livrent à ce criminel métier et qui, elles aussi, ne s'intitulent *dentistes* pour exploiter cette mine féconde, pour tourmenter et estropier le prochain, et enfin pour discréditer une profession noble, nécessaire, indispensable même, et digne de la plus grande protection. — Les maux qu'elles promettent de soulager sont tellement nombreux, qu'il se trouve toujours un public crédule, se livrant à discrétion, croyant trouver le repos dans les mains des imposteurs qui ne lui ôtent que son argent et le congédient plus souffrant que jamais, sinon infirme pour de longs jours et souvent pour le reste de leur vie.

Je me suis rendu compte de la méthode que suivent les charlatans que je dénonce ; voici à peu près comment ils s'y prennent pour arriver à leur but, qui n'est autre que de s'enrichir promptement et par tous les moyens possibles ; ils se mettent en communication avec les domestiques, les cochers, les interprètes, les maîtres d'hôtel et jusqu'aux commissionnaires des maisons meublées ; ils leur offrent une remise qui varie de vingt à cinquante pour cent sur la somme qu'ils pourront arracher à la victime que ces prosélytes du charlatanisme leur amèneront.

Les étrangers ne pouvant se douter qu'on spécule aussi audacieusement sur cette chose sacrée, qui a nom la santé humaine, n'ont aucune raison pour ne pas ajouter foi aux recommandations de ces agents adroits dont je viens de parler et auxquels il importe peu qu'ils soient estropiés, pourvu que la remise soit importante. — Comme l'étranger ne saurait comment se faire rendre justice dans un cas semblable ; que la preuve du méfait serait excessivement difficile à fournir ; que la plainte aurait, du reste, son côté ridicule, tout demeure dans le mystère et l'impunité. — Cependant, tout récemment et par voie de justice, une de ces nombreuses victimes a reçu pleine réparation.

Personne ne se rend chez ces prétendus dentistes

sans éprouver une douleur quelconque. — Ils appliquent sur la dent malade un spécifique qui endort un moment la douleur. Comme elle renaît presque instantanément, l'application du spécifique a lieu jusqu'à ce qu'ils soient, ce qui dure généralement deux ou trois semaines, parvenus à rendre insensible le nerf dentaire. — L'opération ayant été faite contre toutes les règles, une inflammation ne tarde pas à se déclarer à la racine de la dent qu'ils déclarent enfin devoir être arrachée. — Ils l'arrachent et le patient a déjà déboursé de quarante à cinquante francs. — Ce n'est pas souvent le même charlatan qui réitère ces saignées successives à la bourse du patient; mais comme tous les empiriques s'entendent comme les larrons en foire, ils savent bien lorsqu'ils préparent du travail pour un de leurs confrères que ce confrère est en train d'en faire autant pour eux.

Et ces prétendus embaumements à l'arsenic, au cobalt, à la créosote, à l'essence de clous de girofle, de pyrètre, de gayac, de camphre, d'arnica et de morphine, mélanges sans logique et d'une poliphармacie barbare? et les cautérisations avec les acides minéraux et autres liquides incendiaires de leur secret, qui attaquent l'ivoire des dents et leur substance même! Somme toute : mortification de l'ostéide, changement de couleur, carie définitive, névralgies subséquentes. — C'est à remarquer qu'une partie de ces agents, appliqués à tour de rôle, dans le creux de la dent, sans mesure, sans raison thérapeutique, attaquent le système ganglionaire de la gorge et troublent infailliblement

ment l'acte digestif pendant quelques jours. On pourrait en dire autant des empâtements faits par des hommes inexperts sans connaissances chimiques et mécaniques, car pour ce manuel opératoire tout minutieux, il les faut, à n'en pas douter, sous peine de voir l'effet devenir négatif et nuisible, je ne me lasserai point de le répéter dans l'intérêt du monde pour qui cet ouvrage est écrit : les élixirs, ainsi que les poudres destinés aux soins de propreté et conservation de la bouche et des dents qui la garnissent, doivent être préparés de manière à ce que les ingrédients de la composition ne se nuisent entre eux et partant à la personne qui s'en sert. — Les connaissances chimiques sont donc essentielles dans ces importantes préparations.

Quant à la pose de dents artificielles par de tels hommes, elle offre des inconvénients on ne peut plus graves. — Ces dents ne font que gêner, compromettre et détruire les naturelles. — En peu de temps, toutes celles qui restaient au patient tombent ou doivent être arrachées et sa bouche dégarnie est un objet de dégoût pour les siens. — Ce qu'il y a de plus cruel souvent, c'est que l'état dans lequel ses gencives ont été mises par les charlatans empêche l'application d'un dentier véritable par un homme de l'art.

Telles sont les causes vraies de la négligence apportée en France à tout ce qui concerne la bouche ; on craint le dentiste dans lequel on ne voit qu'un torturateur ; on ne se rend chez lui que poussé par la douleur qui dégénère en folie et fait affronter le danger. —

Que le dentiste redevienne pour tous un médecin consolateur, et les maux de dents seront victorieusement combattus; et la bouche, ce précieux et magnifique organe, sera l'objet de soins incessants.

Cela ne suffit-il pas encore une fois pour prouver la nécessité des garanties que je réclame de mes confrères au nom du public? — Oui, tout le monde en conviendra avec moi, une chaire, un collége spécial où sera enseigné l'art du dentiste doit être créé; des examens doivent être imposés à tous ceux qui en sortiront et il ne doit être permis d'exercer la profession que j'exerce que quand ces examens auront été subis d'une façon satisfaisante.

CAS EXTRAORDINAIRES.

VI

Il est du devoir, de l'obligation de tous de penser sérieusement, pour soi et pour ses fils, à la conservation de la santé, de recourir à tous les moyens qui sont de nature à prolonger la vie. — Souvent on rit, quand on est jeune, de ce qui fera pleurer quand viendra l'âge mûr ; c'est aux parents qu'il appartient d'empêcher que ces re mords ne viennent, en imposant aux jeunes les lois de l'expérience ; mais, si les jeunes sont orphelins ou si leurs parents négligent de s'occuper d'eux, c'est au savant de se substituer à ces derniers ou de les instruire en vulgarisant les connaissances qu'il a acquises. — Ce devoir, je l'ai toujours rempli, je le remplirai toujours. — Je ne publie ce livre que parce que j'ai l'espérance de le voir circuler dans assez de mains pour qu'il opère en France une sorte de réaction contre l'ignorance, la négligence et l'incurie.

Pendant le cours de ma longue carrière, il m'est arrivé souvent de recevoir chez moi des personnes qui venaient se faire examiner la bouche par pure distraction. Jamais aucun dentiste ne les avait touchées ; elles se croyaient parfaitement saines. — Le hasard venait de les servir en leur inspirant la pensée de me rendre visite. Sans mes conseils, elles eussent perdu, quelques mois plus tard, plusieurs de leurs dents, qu'elles conservent aujourd'hui, grâce à des précautions préventives.

J'ai connu également des personnes qui ont souffert des mois, des années entières, redoutant la vue du dentiste, n'osant pas se rendre près de lui. — Dès l'origine du mal, on aurait pu le calmer en une seconde ; les grandes ressources dont dispose aujourd'hui la science permettent de véritables miracles. Mais, pour opérer ces miracles, il faut que la personne qui souffre ne tente pas Dieu en laissant le mal s'aggraver ; il faut qu'elle aille au dentiste sérieux et elle ne souffrira plus.

Beaucoup de maladies proviennent, nous l'avons dit, du mauvais état des dents, auquel on aurait pu remédier dès le principe avec facilité et qui, plus tard, met la vie en péril. — Je possède une liste de plus de cinquante cas que j'ai soignés moi-même ; cas extraordinaires, horribles parfois, dont l'origine avait été insignifiante et dont une seconde de soins pouvait arrêter le développement. En voici quelques-uns :

Une personne de la Havane prend une tasse de chocolat très chaud, et, comme il est d'usage en Amérique de prendre un verre d'eau froide après le chocolat, ce verre d'eau cause une perturbation dans le système dentaire et raie l'émail des dents en différents endroits, ce dont j'acquis plus tard la certitude au moyen d'une loupe spéciale. — Le mal négligé augmente ; il dégénère en inflammation et en suppuration nasale ; les meilleurs médecins essaient vainement de le guérir pendant deux ans ; enfin l'on vient à moi, et, de suite, je reconnais d'où provient ce mal et le remède qu'il faut y apporter. J'agis, dès lors, et le succès ne se fit pas attendre.

Avant de poursuivre, je ferai remarquer que je ne cite pas un seul cas dont je ne sois prêt à fournir immédiatement la preuve. — Si mon art était respecté en France comme il doit l'être par ceux qui le pratiquent, je ne souffrirais pas qu'on me le demandât ; mais, dans les conditions que les charlatans lui ont fait, c'est moi qui offre de la fournir.

A Bilbao, une demoiselle de dix-neuf ans fut traitée pendant un an par quelques-uns des plus célèbres médecins pour cause de surdité ; il lui était impossible de dormir tant elle éprouvait de douleur à la tête ; une suppuration s'était manifestée par l'oreille. On me consulta sur ce cas, et, à première vue, je reconnus que ses dents, trop grandes, ne laissaient pas de place à la dent sapience, située dans la mâchoire supérieure. Du côté où s'était manifestée la suppuration par l'oreille, les médecins avaient cru reconnaître un cancer de la tête. — Je pratiquai une première opération, et, par l'application des remèdes nécessaires, je guéris complétement la jeune fille en moins de quinze jours. —

Dans notre profession, toute de pratique et d'observation, ces miracles deviennent faciles du moment où l'œil assez exercé peut guider la main. Tous deux le sont par un esprit habitué à saisir et déduire par excursion la nature de ces maux si variés et souvent si rebelles de la bouche et de ses dépendances.

A Malaga, une dame de trente-cinq ans souffrait depuis deux ans d'énormes enflures à la tête et d'une suppuration de pus par la maxilaire supérieure et les oreilles, provenant d'une morsure assez forte au-dessus de la première grosse dent. Une inflammation s'était déclarée à l'*antron* ou *sinus* maxilaire; la suppuration interne et externe en était le résultat. — Les médecins du pays qualifiaient le mal de cancer incurable, et ils envoyèrent la dame en question prendre des bains minéraux, tout en lui faisant comprendre qu'elle eût à se préparer à la mort. — Je fus consulté et je proposai qu'on me laissât tenter, sans perdre de temps, une opération que je fis, le jour suivant, en présence de son frère. J'appliquai ensuite des remèdes convenables; je détruisis la partie de l'os carié que je n'avais pas jugé à propos d'extraire, et, en deux mois, je mis la patiente à même de combler le vide laissé par l'opération avec des dents artificielles. — Elle fut, dès lors, parfaitement heureuse et parfaitement saine de la bouche; et, très souvent encore, elle m'écrit pour m'exprimer sa reconnaissance.

A Barcelone, un homme de cinquante ans, M. C..., très connu, du reste, à Paris, avait des dents très saines et n'avait jamais éprouvé aucune douleur. — Un jour, en mangeant, sans doute, il lui arriva de mordre une substance très dure avec la première grosse dent de l'un des côtés de la mâchoire supérieure. — Cette substance brisa le tiers de la dent ; le nerf fut mis à découvert, et, dès lors, M. C... ne put toucher avec la langue le reste de la dent sans éprouver une cuisante douleur. — J'appliquai de suite un spécifique approprié, et, le lendemain, le nerf était complétement détruit ; mais la dent conservait cependant encore une certaine sensibilité et remuait dans son alvéole. — Le choc avait été si violent qu'une inflammation se déclara à la racine de la dent brisée ; une grande douleur se fit sentir, non-seulement au siége de la phlogose, mais dans tout le visage, et empêcha presque M. C... d'ouvrir et de fermer la bouche. — Je pratiquai une saignée de chaque côté de l'inflammation jusqu'à la profondeur de l'alvéole, pour que celle-là, qui se concentrait à l'intérieur, pût le développer extérieurement. — Le troisième jour, la dent allait beaucoup mieux. Je désirais soigner de nouveau les gencives, mais le patient s'y refusa, reculant devant une légère douleur. — Le quatrième jour, l'inflammation reparut ; j'insistai de nouveau pour la saignée, et le patient continua de s'y refuser. — Le soir du même jour, M. C..., étant allé à la promenade, revint trempé de pluie ; dans la nuit, son visage s'enfla et une forte fièvre se déclara. — Le jour suivant, l'ayant été voir, je lui recommande l'extraction instantanée de la dent malade ; la suppuration survint, et la dent étant devenue, du reste, tellement mobile que les doigts seuls suffisaient à son extraction;

mais il s'y refusa obstinément. Le huitième jour, il me fit appeler lui-même, et, en présence d'un de ses amis, j'arrachai la dent, qui tomba presque d'elle même ; mais je l'avertis que l'alvéole était complétement altérée dans sa texture, et qu'il perdrait toutes les dents qu'il avait du même côté. — Il appela de suite deux médecins en consultation, qui lui persuadèrent qu'en lui arrachant la dent j'avais fracturé l'os, bien que je m'efforçasse à leur expliquer la marche de la maladie. Ils se refusèrent à croire qu'en aussi peu de jours une cause aussi insignifiante eût pu faire de pareils progrès, ce qui prouve encore une fois que les études spéciales sont nécessaires aux dentistes, et que ces études, ni les médecins, ni les chirurgiens ne les ont faites. — Je me retirai, et les deux médecins se chargèrent de guérir M. C... au moyen de gargarismes astringents, de pilules, d'opium et de potions calmantes. — Mais, comme le germe du mal était dans l'épaisseur de l'os, et que les gargarismes astringents mettaient obstacle au libre écoulement de la matière, celle-ci se troubla et causa de grandes perturbations internes. — Au bout d'une douzaine de jours, je vis M. C... en présence de ses deux médecins ; j'examinai soigneusement la partie malade, qui déjà s'étendait jusqu'à la gorge et avait plus de trente ouvertures jetant du pus, avec tous les symptômes de l'ulcère cancéreux ; je lui conseillai avec instance de ne pas s'opposer cette fois à ce que je tentasse l'opération nécessaire ; car, s'il s'y opposait, il y allait, selon moi, de sa vie. Le jour suivant, dans la matinée, en présence des médecins, je fis l'opération ;

j'enlevai une grande quantité d'os complétement cariés ; j'appliquai les remèdes que j'emploie dans des cas semblables pour achever la destruction des os cariés. Au bout de quelque temps, il n'y paraissait plus.

Une dame de 40 ans environ me fit un jour appeler chez elle ; je la trouvai dans la plus triste des situations ; il y avait un an qu'elle souffrait cruellement, bien qu'elle aussi fut soignée par deux médecins.— Ils lui avaient appliqué plus de trois douzaines de sangsues à l'estomac, des cataplasmes, des onguents, des pommades, etc.; et, malgré tout cela, sa bouche était toujours irritée, douloureuse, en état de suppuration dans quelques-unes de ses parties. Les aliments et les médecines chaudes lui causaient des convulsions, et la parole même lui procurait des douleurs telles qu'elle n'osait plus répondre aux questions qu'on lui adressait. Je me livrai à l'examen de sa bouche, quand elle m'eut confié qu'elle avait quelques dents artificielles, et je compris de suite la cause de ses souffrances, en reconnaissant que lesdites dents étaient retenues par des attaches *contenant plus de cuivre que d'or*. — Ce qu'il arrive de faire à la plupart des charlatans dont j'ai déjà qualifié la conduite. — Ces attaches avaient coupé le corps des dents naturelles qui les maintenaient par faute de ductilité ; les nerfs étaient à découvert dans plusieurs endroits, et le cuivre opérait dans les dents entamées comme tout corps étranger dans un corps vivant ; des inflammations et des ulcères en étaient le résultat, et l'oxide de cuivre, se mettant en contact avec les tissus normaux, étendait l'ulcération à la langue et au voile du palais. — La décomposition de la muqueuse buccale était complète; l'excitation de celle de l'estomac était aussi très grande; les convulsions provenaient évidemment du contact de l'air atmosphérique avec les nerfs dénués. Je déclarai hardiment qu'il fallait extraire toutes les dents cariées par les attaches de cuivre, supprimer les artificielles et suivre un traitement astringent et émollient à la fois. — La plus grande confiance me fut accordée; en quelques jours, la guérison fut complète. — Il m'est arrivé fréquemment d'avoir à me prononcer dans des cas semblables. — Toujours la cause du mal devait être attribuée, non-seulement à l'ignorance, mais à la mauvaise foi du dentiste qui avait posé les dents artificielles.

Le 17 mars dernier, je reçus une dépêche télégraphique de Cadix m'annonçant qu'une personne ayant un cancer, j'eusse à m'informer auprès du médicastre N***. s'il vendrait le spécifique dont il se sert pour guérir ces sortes de maux. Depuis, je n'ai pas entendu qu'il ait guéri quelqu'un.—Les journaux, par leurs attaques, plus peut-être encore que par leurs éloges, avaient fini par m'inspirer une certaine confiance dans *ce docteur de nouvelle espèce ;* je me rendis chez lui très satisfait de faire enfin la connaissance d'un homme spécial extraordinaire. — Il ne perdit pas cette occasion de me faire voir la figure et les types gravés de personnes qui avaient souffert de cancers, m'assurant qu'il les avait guéris radicalement et me nommant un très grand nombre de personnages très distingués qui avaient eu recours à lui. — Partisan déclaré des études de Gall et de Lavater, j'observai dans sa physionomie tous les indices de bassesse et de férocité qui peuvent caractériser un homme ; mais comme pour posséder un spécifique qui guérisse le cancer, il n'est pas nécessaire d'avoir des prédispositions pour le prix de vertu, comme il n'est pas même nécessaire d'être un homme distingué, ni même un médecin, je passai outre, me rappelant, du reste, que dans mes longs et fréquents voyages, il m'est arrivé en Amérique de trouver, même parmi les sauvages, parmi les habitants de la campagne et même parmi les animaux, des êtres qui avaient un instinct particulier pour découvrir les secrets jusqu'alors enfouis dans les ténèbres insondés de la botanique et qui, au moyen de différentes plantes choisies par eux, se guérissent instantanément eux-mêmes ou quelques-uns de leurs semblables. — Le prétendu docteur, à ce qu'il paraît, de Surinam, colonie hollandaise de l'Amérique du Sud, et parlant comme moi l'anglais et le hollandais, je me demandai si vraiment il ne pouvait pas être devenu par l'observation le possesseur d'un de ces secrets bienfaisants. — Le lendemain, je répondis à la dépêche télégraphique que M. N*** ne vendait à personne son spécifique, mais qu'il l'appliquait lui-même, et que par conséquent le malade devait se résigner à venir à Paris s'il voulait tenter ce nouveau moyen de salut ; que, du reste, M. N*** était le seul en Europe qui se chargeât de cures désespérées en garantissant presque leur réussite. — Ce que les résultats ont démenti.

On me pardonnera facilement cette confiance momentanée. — Les journaux s'étaient tellement acharnés pour et contre ce faux docteur ; j'avais vu en Amérique tant d'exemples de remèdes souverains découverts miraculeusement par des enfants et par des femmes, par l'effet du hasard, que je pouvais croire aux promesses de N***. — Du reste, les portes d'un hôpital venaient de s'ouvrir devant lui. — Depuis les choses ont bien changé : ce fameux oracle africain n'a pu guérir des malades qui lui ont été confiés, et je suis maintenant convaincu qu'il ne possède, en réalité, aucun des spécifiques merveilleux dont je le croyais l'heureux propriétaire. — C'est au charlatanisme que celui-là doit encore son nom et à la complaisance qu'a eu pour lui la nature en permettant un miracle en faveur de l'un de ses clients guéri par un sphacèle spontané, autrement dit gangrène. — Nous allons, du reste, en revenir à ce mythe de nouvelle espèce ; mais auparavant, je tiens à citer certains cas qui me furent soumis en Amérique.

En 1832, je fus appelé par un personnage d'un rang très élevé et très connu dans l'une des capitales de l'Amérique du Sud. Il souffrait d'une exfoliation du maxillaire supérieur avec suppuration ; son visage était enflé et une inflammation pestilentielle s'était établie d'un côté. — Les médecins lui avaient dit : c'est un cancer et votre vie est menacée. — Le patient était d'une nature robuste et irritable. — Malgré cela, je consentis à le traiter. — Au bout de cinq jours, j'observai, en lui examinant la mâchoire, que toute la partie de l'os exfolié se détachait d'elle-même ; je profitai de l'occasion pour toucher légèrement cette partie avec un instrument d'examen, et elle tomba de suite sans causer la moindre douleur au malade, sans hémorragie, à la grande surprise et admiration de la famille du haut personnage, qui ne pouvait croire lui-même à tant de bonheur, et qui cependant, au bout de quelque temps et grâce à l'usage des remèdes spéciaux, était complétement rétabli.

A la suite de cette cure et à cause d'elle, je fus traité de sorcier par les habitants de cette capitale ; on me considéra comme l'homme le plus savant qu'eût jusqu'alors produit le monde, et la renommée populaire me fut acquise.—Qui sait, mon Dieu, si ma réputation ne fût pas devenue universelle, si les chemins de fer, les bateaux à vapeur et les télégraphes électriques avaient alors existé , mais je jouais de malheur, et ma réputation dut subir les conséquences des hésitations et des tâtonnements du progrès. — Mes lecteurs comprendront facilement que je plaisante en ce moment et que je n'ambitionne aucunement ces réputations conquises à la vapeur, et qui, la plupart du temps, ne sont pas justifiées. — Ce que je tiens à démontrer par cet exemple, c'est qu'un homme peut devoir au hasard une grande renommée ; c'est que la nature peut, si cela lui plaît, faire la fortune d'un charlatan, et que celle-ci n'est souvent que l'effet d'un caprice. Du reste, l'homme dépend des circonstances.

Il m'arriva une chose semblable dans une autre des principales villes du même pays. — En 1834, j'y fus consulté par le gouverneur capitaine général sur une douleur dont il souffrait depuis longtemps à l'une de ses grosses dents. Persuadé que le mal était très grave, il ne voulait me laisser examiner sa bouche qu'en présence de la famille et du médecin. — Le docteur appelé, l'examen eut lieu. — Je reconnus que le gouverneur avait dû souffrir des gencives deux ou trois ans auparavant ; qu'en se resserrant, les gencives avaient déchaussé, pour ainsi dire, la grosse dent qui remuait à tel point, qu'il suffisait du doigt pour l'extraire. — Je proposai l'extraction. — Après avoir consulté longuement son médecin, le gouverneur consentit et j'arrachai la dent sans qu'une goutte de sang fut répandu. — On cria au miracle ; tout le monde voulut être honoré de mon amitié, et bientôt le public me proclama grand homme. — J'avais fait ce qu'aurait pu faire un enfant.— Voilà comment certaines réputations se sont établies. — Le hasard les enfante et les fait grandir, je le répète.

Les nombreuses réclames publiées par les journaux de Paris et reproduites par les journaux espagnols à propos des cures soi-disant merveilleuses de M. N***, engagèrent un grand nombre de personnes souffrant de n'importe quel ulcère ou plaie à la tête ou à la bouche particulièrement, à se présenter chez le docteur dont j'ai parlé plus haut, de peur qu'il ne s'agit d'un cancer naissant, et dans l'espoir d'une guérison radicale. — Quelques Espagnols se trouvèrent parmi ces gens crédules portés, dès le principe, à donner dans ce piège grossier, torrent d'entraînement qui suit son cours quoiqu'on fasse.

Parmi ces derniers, je citerai M. B..., personne de soixante ans, très bien posée dans la société et que j'avais beaucoup connue à Madrid. — Il ignorait que je me trouvai à Paris; j'entrai par hasard dans l'hôtel qu'il habitait et j'y rencontrai son fils et l'un de ses amis; ils m'apprirent que M. B..., souffrant d'une étrange maladie, ils avaient fait appeler le faux médicastre pour l'en guérir; que ce dernier n'avait rien eu de plus pressé, avant même d'examiner le patient que de s'informer s'il était très riche, et qu'ensuite il avait exigé une somme folle comme condition *sine quâ non* et préalable de toute tentative de sa part. — Je priai le fils de M. B... de bien vouloir me rappeler au souvenir de son père, et quand je revis M. B... lui-même, je me permis d'examiner le mal dont il souffrait. — Je reconnus qu'il s'agissait d'une exfoliation des alvéoles de la mâchoire inférieure; que cette exfoliation provenait d'une grande irritation qui avait produit une suppuration interne; puis s'était manifestée à l'extérieur par une enflure énorme du visage, jetant aussi du pus en quantité. — Un examen prolongé de l'intérieur de la bouche me fit distinguer diverses parties de l'alvéole la plus gravement attaquée, très molles au toucher et mettant à nu de petites pointes osseuses. — Habitué que je suis à guérir fréquemment de ces sortes de maux, je dis qu'il s'agissait tout bonnement d'une épule avec exfoliation de la mâchoire et que je m'engageais à faire disparaître le mal en deux mois, à effacer ensuite toute trace de l'opération nécessaire au moyen de dents artificielles dont il pourrait se servir pour manger comme de ses dents naturelles. — Le jour suivant, nouvel examen et nouvelle insistance de ma part dans le même sens. — M. B... hésita. — Deux jours après, il me fit prier d'assister à une consultation de médecins qui eut lieu dans son appartement ; deux grands médecins y assistaient également, des princes de la science, comme on dit à Paris. — L'examen eut lieu de nouveau ; et quand je fus seul avec les deux médecins en question et dont l'opinion devait être pour tous d'un grand poids, ils me déclarèrent que le mal était un cancer ; que pour le guérir il était nécessaire de scier la mâchoire en deux parties ; que la vie de M. B... était en grand péril, car, même après la cure, le mal reparaîtrait tôt ou tard. — Je réfutai hardiment cette opinion ; je soutins qu'il ne s'agissait, comme je l'ai dit déjà, que d'une exfoliation de l'os de la mâchoire ayant produit une suppuration intérieure et externe, et que l'aspect cancéreux de l'ulcère n'était que le résultat de l'irritation produit par l'application faite par le patient d'onguent irritant et de linges. — Je soutins qu'il était inutile de scier la mâchoire en deux parties ; qu'il était seulement nécessaire d'enlever la partie altérée, de râper la portion de la mâchoire où existait la carie ; et que la destruction complète de cette carie garantissait le parfait rétablissement de M. B... en quelques semaines. — Ils insistèrent et une entente fut impossible. — Le fils de M. B... et ses amis furent instruits du résultat de la consultation ; les médecins ayant dit que, même après l'opération, le mal pouvait renaître, l'idée de celle-ci fut éloignée ; il eut été tout simple alors de me laisser agir; mais on préféra avoir recours au miracle qui avait promis la guérison sans aucune espèce d'opération. — Pendant douze ou quinze jours, il appliqua sur l'ulcère une forte solution de sucre et de sulfate de plomb; il fait prendre au malade des pilules d'iodure de fer, contenant un peu de morfine et d'arsenic ; les douleurs se calment ; l'ulcération extérieure se sèche, le malade se trouve mieux, car en apparence l'inflammation a disparu.

Du reste, depuis j'ai été à même de constater que le mal n'a fait que progresser, — cause du malheur de ce père de famille, et si jadis il y avait quelque espoir de guérison par les procédés déjà annoncés, aujourd'hui il ne peut plus rien attendre de mon art, attendu que les ravages du mal s'étendent trop loin pour que je puisse les atteindre. Je garantis sur l'honneur que ce n'est pas le premier cas de ce genre où j'ai eu à constater : 1° que plusieurs caries et ulcères de la cavité buccale ont été prises pour des cancers ;

2° Que l'oracle, le prophète de Surinam est un ignorant et que c'est triste *pour la société d'une ville comme Paris*, que cet homme exerce un art aussi noble qu'élevé, d'une portée aussi morale qu'humanitaire et bienfaisante, sans aucun genre de connaissances et qui pis est sans diplôme d'aucune faculté. Tout homme qui, par des moyens illicites s'approprie des sommes qu'il ne mérite ni a aucun droit de percevoir , est sous le coup de la loi et passible d'une peine, attendu qu'il est en contravention flagrante avec les principes éternels de probité, d'ordre, de moralité et de bon droit, sauvegarde de toute société assise sur les solides bases d'une civilisation sans rivale.

En présence du cas de M. B... dont il a été question, plutôt par comparaison que par une opposition systématique, je pourrais placer celui d'une dame du voisinage, atteinte d'une suppuration tout aussi grave de la mâchoire inférieure, laquelle ayant appris que plusieurs personnes avaient souffert de la sorte à cause de leurs dents se hâta de me consulter. Après examen, je constatai que deux des petits molaires remuaient dans leurs alvéoles, ayant en outre plusieurs trajets de suppuration. Je la soumis à un traitement. Bientôt le but désiré était atteint ; la dame était guérie. Un retard de quelques semaines l'aurait conduite au point désespéré , et je puis dire irrémédiable , où se trouve M. B..., assisté jour par jour du médicastre de Surinam, *image grotesque et ridicule des prétendus docteurs des mystères et drames de Paris*, *véritables créations fantastiques* d'Eugène Sue et du vicomte Ponson du Terrail, lequel ne cesse de lui répéter, ainsi qu'au restant de ses crédules clients, que sa guérison peut être obtenue.

C'est bien là sa tactique habituelle, et au bout du compte les malades trépassent après s'être sacrifiés, sinon ruinés pour soutenir le train princier et fascinateur du charlatan que la brigue d'un petit nombre logés à son égard à l'enseigne de la claque, soutient, pousse et fait pénétrer partout où il y a des dupes à faire.

Le vrai médecin, l'interprète de ce sacerdoce bienfaisant et charitable, est au-dessus de ces moyens dégradants. Il a une mission, une tâche pour ainsi dire sacrée à remplir sur la terre ; la gloire doit être son étoile polaire, et si la fortune matérielle l'escorte et l'entoure, elle ne doit servir qu'à relever davantage les attributs de moralité de sa profession, les vertus de son âme, les nobles impressions de sa conscience.

DE LA CARIE ET DU CANCER

VII

La carie est la destruction putride de l'os, comme la gangrène ou la destruction de l'os sont la destruction putride de la chair ; mais comme la carie opère sur un corps solide, elle peut se guérir radicalement et avec facilité.

Il n'en est pas de même de la gangrène et du cancer qui se répandent dans la masse du sang et qui, malgré tous les genres d'opérations tentés par un habile chirurgien, sont d'une cure incertaine que le hasard seul ou la nature du patient peuvent rendre définitive, ce qui est excessivement rare.

De là, l'énorme importance de la différence à faire établir quand la souffrance a les mâchoires pour lieu d'élection.

La carie, quand elle est en contact avec les nerfs, fait endurer d'horribles douleurs ; mais elle peut être vaincue, tandis que son congénère des parties molles, le cancer, y déjoue les efforts de l'art et presque toujours ceux de la nature. Cela me porte à dire que quand il s'offre au praticien consciencieux et instruit avec tous les phénomènes de la cachexie, c'est une condamnation à mort inscrite sur le livre de la destinée humaine. — Son rôle devient tout passif, et il doit se borner à pallier les douleurs qu'enfante le mal et non à bercer le patient des fausses illusions dans le but criminel de lui extorquer des sommes d'argent en échange des promesses irréalisables. Ce genre de forfaits est contraire à la morale de la profession et formellement interdit par nos mœurs et les lois qui les régissent.

A propos du cancer, puisque c'est le hasard qui a voulu que 1859 vît et entendît des choses plus ou moins merveilleuses, plus ou moins mensongères, fabuleuses, impossibles, le docteur P.. de qui j'ai déjà cité des observations, m'a assuré que le spécifique appelé à neutraliser dans le sang le virus cancéreux pouvait bien tôt ou tard être inspiré ou départi à l'homme par la providence ou l'effet de la casualité comme la plupart des grandes découvertes (vapeur, pesanteur, électricité, chloroforme, etc., etc.), mais que la science n'en possédait aucun dans l'état actuel de nos connaissances, malgré toutes les études, toutes les recherches du microscope et de la thérapeutique. — Les ulcères chancreux, quelques fongus d'aspect cancéreux et les ulcères carcinomateux sont ceux qui peut être ne sont point au-dessous des ressources de l'art, et la pratique des plus illustres chirurgiens de

France, d'Angleterre et d'Allemagne, a eu à enregistrer quelques beaux succès de ce genre dus plutôt aux caustiques potentiels qu'au couteau et aux remèdes internes. La nature, avec son admirable force médicatrice et éliminatrice, est intervenue à temps autrefois, réagissant par ses moyens propres, mystérieux et sans loi pathologique fixe qui puisse nous expliquer ces changements inattendus et miraculeux qui arrêtent l'inexorable mort juste au moment de sévir sur sa victime. — Ce même professeur D*** m'assure avoir eu à enregistrer dans le cours de sa pratique aux Antilles trois cas de gangrène spontanée, desquels sphacèles sont résultés une désarticulation scapulo-humorale sur une femme de quarante-deux ans encore vivante et en très bonnes conditions de santé à son départ de la colonie en 1856. Le couteau le plus tranchant et mieux exercé aurait-il pu résoudre cette question de vie avec cette précision et garantie de conséquences opératoires dans une latitude spéciale où les typhus, les résorptions purulentes et le terrible tétanos traumatique anéantissent et rendent infructueuses les opérations les mieux faites ? Non, je ne le crois pas.

Les deux autres cas furent observés chez un homme portant un ulcère au nez et chez une femme dans l'oreille gauche : les deux plaies étaient d'aspect cancéreux.

La nature, de même que chez M. S... qui a fait tant de bruit à Paris et ailleurs, par les indiscrètes réclames des journaux de cette ville, fut le chirurgien. Si un habile escamoteur d'*argent* et non de *cancers*, de Java, de Surinam, ou même du pays des Esquimaux ou de l'Indo-Chine, se fût trouvé là, assurément que sous l'égide d'un Mentor habitué à ce *modo faciendi*, eut tiré bon parti des circonstances si propices, et du fond de la colonie, de ce coin du monde, eût fait connaître par le clairon d'une fausse renommée qu'il tenait en main le plus précieux et bienfaisant des secrets thérapeutiques. Voilà comment certains charlatans ont pu élever l'édifice de leur fortune et accumuler de richesses aux dépens de la malheureuse et trop crédule humanité souffrante.

Revenons à la carie.

L'aspect de ce genre de désordre propre aux dents et aux os, exclusivement, est d'abord blanc et humide; bientôt il devient solide et obscur.

On reconnaît que la carie commence en employant pour son examen un instrument dont la pointe doit être très aigüe.

On la reconnaît également au moyen d'un petit miroir placé dans l'intérieur de la bouche et dans lequel se reflètent les taches obscures qui peuvent exister à l'intérieur de cette cavité sur la couronne des dents.

Quand ces taches paraissent, il est nécessaire de les faire enlever complètement; car, selon la nature de la dent, la carie peut faire de très grands progrès en peu de jours; et si elle pénètre jusqu'au nerf dentaire, elle produit de l'inflammation connue sous le nom de mal de dents ou d'odontalgie.—La conservation de la dent dépend du plus ou moins de promptitude que l'on met à faire enlever les taches dont je viens de parler.

Les causes de la carie sont de deux sortes :

Parfois elles sont innées chez l'individu, et il suffit du simple examen de la dent pour les pronostiquer, et cela à cause de leur structure ; plus ces dents ont des rainures et des tubercules saillants, plus elles ont de chance de se carier. Le contraire arrive si la couronne est polie et plus unie.

Parfois elles sont accidentelles et locales.

Elles se présentent également de deux façons :

Intérieurement et extérieurement.

La carie, je l'ai dit déjà, a deux aspects : elle est sèche ou elle est humide.

Dans le second cas, l'extension est rapide.

Dans le premier, elle est lente.

Parfois on a le bonheur de la voir se circonscrire à un seul point.

Ce qui prédispose surtout à la carie, c'est le plus ou moins de soin avec lequel on a surveillé le développement de notre dentition. — Le moindre obstacle, le moindre accident a pu dans la jeunesse faire naître le germe fatal. — Ces accidents ou ces obstacles prédisposent à la carie quand ils empêchent la naturelle et complète ossification des dents, quand ils naissent d'une extraction prématurée des premières dents qui cause une superposition ou une compression de la seconde. — Les maladies des enfants peuvent aussi prédisposer leurs dents à la carie, surtout quand ils ne sont pas soumis dans leur convalescence à l'examen d'un dentiste habile.

Plus une dent contient de sels de chaux dans sa

composition chimique, plus elle est dure et plus sa qualité est parfaite. — Le contraire arrive quand ces sels sont moins abondants. — C'est la dureté de la dent qui retarde les progrès du mal. — Quand une personne sait que ses dents sont naturellement tendres, elle ne doit pas perdre une seconde dès que le premier symptôme de carie se manifeste.

La carie résulte aussi de la rayure de l'émail et enfin du peu de soin qu'on prend de sa bouche. — Dans ce dernier cas, les conséquences du mal ne sauraient êre énumérées.

Pendant les longues et graves maladies, les dents sont naturellement privées de la nourriture dont elles ont besoin ; elles souffrent alors ; elles se tachent ; la carie commence ; et pour que les progrès de cette carie s'arrêtent quand arrive le rétablissement, il faut que les dents du convalescent soient d'une excellente nature. — Je ne saurais trop recommander aux grandes personnes, comme aux enfants, une visite au dentiste après toute indisposition grave.

C'est surtout pendant les maladies inflammatoires que naît la prédisposition à la carie. — Les nerfs et les vaisseaux dentaires sont attaqués ; l'émail s'attendrit et se dissout, laissant à peine une couche superficielle qui disparaît à la plus légère pression.

Nous devons considérer, comme une cause naturelle de cette affection, la nature acide des sécrétions de la membrane muqueuse qui garantit la bouche quand ces sécrétions résultent de maladies inflammatoires. — Elles décomposent l'émail autour de la couronne dentaire où elles se déposent le plus souvent, ce qui fait qu'au simple toucher la carie qui s'y déclare est parfois excessivement douloureuse.

Ce qui est également une cause puissante de la carie, c'est la superposition des dents quand elles sont par trop serrées les unes contre les autres. — Si cette superposition a lieu à la partie supérieure, la prédisposition est moindre; mais si les dents sont serrées dès leurs bases, la prédisposition est plus grande.

Il est facile, du reste, de remédier à la superposition en s'y prenant à temps.

Les dents de devant se carient le plus souvent sur les côtés ; il en arrive parfois même aux grosses dents ; mais ordinairement c'est à la partie supérieure qu'elle se manifeste chez ces dernières.

Dès que les symptômes de la carie se manifestent chez les adultes ou que la prédisposition est même remarquée, soit à cause de douleurs précoces ou soit par la variation de la couleur de leurs dents et de la délicatesse de leur santé, il est nécessaire d'y apporter remède.

Une opération suffit parfois. — Parfois aussi il est nécessaire de nourrir intérieurement la dent, et pour arriver à la régénération des parties faibles, il faut absolument une consultation de médecin à laquelle un habile dentiste assistera. On arrivera, à force de soins, à faire perdre aux dents affaiblies leur teinte bleue et à leur rendre leur blanc mat, garantie certaine de santé.

Cette transformation est surtout facile à l'époque de la puberté.

J'ai vu nombre de personnes qui, dans leur enfance, avaient été très faibles de complexion, et par conséquent prédisposées à la carie, ont acquis une constitution forte et robuste en suivant un régime fixé par la science, en le suivant surtout exactement et scrupuleusement. — Mais il suffit que le patient suspende le régime qui lui a été indiqué pour que la propension à la carie l'emporte, et pour qu'il se voie obligé de suspendre ce régime, c'est assez d'une maladie. — La nature a donc eu certaines préférences entre lesquelles il appartient à la science de rétablir l'équilibre.

La dent d'une excellente ossification a en elle tous les éléments de consistance nécessaires pour empêcher la naissance de la carie qui, lors de prédispositions naturelles, a lieu chez l'être humain de cinq à quinze ans. — Cette période de l'existence est donc très critique au point de vue de la dentition ; nous ne saurions donc trop insister pour que, pendant son cours, on ait soin de multiplier ses visites au dentiste.

DE LA LIME.

—

VIII.

La lime s'emploie généralement pour enlever la carie des dents, soit dans leurs interstices, soit extérieurement ou intérieurement, lorsqu'elle est encore peu profonde et n'a pas dépassé l'émail.

Si après l'emploi de la lime la tache indicatrice n'a pas encore disparue, il est nécessaire d'avoir recours à la scie et en même temps à la cautérisation des parties atteintes et à l'emploi de substances minérales qui, après la cautérisation, pénètrent à l'intérieur de l'os et produisent un émail artificiel ou une cristallisation incorruptible, dont le résultat est de conserver la dent comme si elle n'avait jamais cessé d'être saine. — L'avantage de ces opérations faites à temps ne peut être procuré qu'à ceux qui font souvent visiter leur bouche, car il arrive un moment où il devient impossible de recréer l'émail perdu.

Il ne suffit pas de limer et de séparer les dents pour que le mal ne persiste pas à se développer ; il faut enlever jusqu'à la moindre trace de la carie, car le moindre point oublié par l'opérateur rend inutile l'opération. — Le dentiste doit surtout en ce cas examiner la profondeur de l'os qu'il opère, afin de ne point reculer, s'il le juge nécessaire, devant la cautérisation et l'emploi des substances minérales qui formeront l'émail artificiel destiné à conserver la dent.

CAUTÉRISATION.

IX.

On donne le nom de cautérisation à l'opération qui a pour but de détruire la sensibilité des parties nerveuses, des os amollis ou pourris à leur superficie ou intérieurement. La cautérisation a lieu, soit par l'application d'ingrédients chimiques, soit au moyen du platine incandescent. — Cette opération, qui n'a rien d'effrayant, est aussi efficace qu'elle est énergique ; elle est tentée avec succès dans un grand nombre de cas, surtout lorsque des douleurs nerveuses extérieures tourmentent le patient.

La cautérisation seule peut dispenser de la perte de la dent et, nous le répétons, recréer l'émail même, quand elle est tentée à temps.

PLOMBAGES ou ORIFICATIONS

X.

L'orification est une des opérations les plus difficiles et les plus importantes de celles que le dentiste peut être appelé à pratiquer, parce qu'elle doit être la plupart du temps précédée de toutes les autres et qu'il faut une grande expérience pour la mener à fin d'une manière satisfaisante. Il existe à Paris bon nombre de familles de la Havane et du continent américain auxquelles j'ai faites des orifications, il y a plus de vingt ans.

On peut hardiment affirmer que tous les dentistes ne sont pas capables de pratiquer cette opération selon toutes les règles théoriques et pratiques. Si l'on s'adresse à un dentiste qui puisse la pratiquer ainsi, elle conserve à jamais la dent sans qu'on ait à la réitérer, sauf des accidents imprévus de fracture ou autres.

La carie est à l'os, je l'ai dit déjà, ce que le cancer est à la chair. — Il faut donc qu'elle ait complétement disparu avant l'orification, car elle ne manquerait pas de renaître et l'opération serait à recommencer, si la moindre tache avait été laissée par le dentiste ; on ne pratique, du reste, l'orification que lorsque l'emploi de a lime et de la scie défigurerait la dent et par conséquent lorsque la carie l'a rongé profondément.

On extrait alors jusqu'aux dernières traces de la carie au moyen d'instruments spéciaux, mais en formant une cavité dans laquelle l'or sera introduit.

Comme la carie se forme, soit à l'extérieur, soit à l'intérieur, soit dans les interstices des dents, plus ou moins profonde, et qu'elle se propage capricieusement, soit vers la racine, soit vers la couronne de la dent atteinte, il ne faut pas moins d'une centaine d'instruments à un dentiste habile pour attaquer les différents modes de la carie. — Qu'un seul de ces instruments lui manque, il n'osera pas le dire au patient ; il poursuivra l'opération avec un autre presque semblable, et cela suffira, qu'on n'en doute pas, pour que l'opération soit imparfaite.

C'est surtout pour pratiquer l'orification que le dentiste doit connaître parfaitement tous les moyens de détruire la sensibilité nerveuse de la dent, afin d'empêcher la douleur de renaître sous l'or introduit et d'en nécessiter l'extraction ou la réintroduction. Or, l'impression même, causée par le contact du métal, suffit pour exciter la sensibilité nerveuse, quand cette sensibilité n'est pas complétement détruite.

Parfois la carie a gagné le nerf dentaire lui-même. Il faut alors que la sensibilité du nerf entier soit à jamais frappée ; c'est dans ce cas que mille précautions doivent être prises, afin de ne point compromettre le système nerveux du patient, et de ne point faire naître de douloureuses et très-graves inflammations.

Pour pratiquer l'orification, il est très-important de connaître la qualité de l'os et de choisir l'or, selon que cette qualité est reconnue, afin que l'os puisse résister à l'opération, et que cette dernière n'ait pas surtout besoin d'être renouvelée. — Il est plusieurs moyens d'introduire l'or; ces divers moyens doivent être employés selon la façon dont la cavité se présente, et avec une variété d'instruments qui est absolument nécessaire.

Un dentiste intelligent pratique l'orification avec une telle perfection et une telle solidité, qu'il rend à une dent précédemment cariée sa forme première, quand même il eût manqué à cette dent la moitié de sa couronne : l'or introduit devient aussi dur que la dent.

La plupart des dentistes croient que la seule introduction de l'or suffit pour que l'opération soit complète ; ils oublient que la moindre circonstance rend aux filets nerveux leur sensibilité, et que si celle-ci n'est pas anéantie complétement, l'effet de l'orification est manqué. On voit dès-lors l'inflammation doubler d'intensité, et le nerf et les tissus voisins y prendre part. Je possède une substance liquide incorruptible, laquelle, introduite dans le creux de la dent avant l'or, empêche non-seulement le progrès de la carie qui est désormais enrayée, mais forme une couche par cristallisation, qui, en tapissant l'intérieur de la dent, met les filets nerveux à l'abri du contact de l'or. Ceci est plus important qu'on ne croit, et j'affirme que san atteindre ce résultat *sine qua non,* celui de l'opération reste illusoire ; car, si la sensibilité nerveuse n'est pas neutralisée, les douleurs augmentent, les fluxions surviennent, d'autres désordres s'associent, et tout est à recommencer, en ce sens que l'or logé dans la cavité de la dent est un corps étranger des plus irritants, cause permanente des accidents énoncés ci-dessus et de leur intense recrudescence, quand il repose immédiatement sur des nerfs doués de vitalité. J'insiste, par humanité et par raison scientifique, sur la nécessité de destruction de celle-ci par une substance d'action rapide et certaine, qui ne remplisse pas le rôle d'un caustique, mais bien d'un corps intermédiaire, que j'appellerai neutre, incorruptible, ou balsamique, qui conserve la dent et forme un corps d'interposition entre l'or et le nerf. A ce prix, l'or peut se mouler impunément, remplacer les pertes de substances éprouvées par la carie, et s'identifier intimement avec la dent, qui se consolide rapidement, reprenant sous peu, aidée de l'hygiène de la bouche, tous les caractères de santé primitifs et de l'état normal de l'individu.

Il arrive quelquefois que, malgré l'emploi de toutes les précautions indiquées, les ravages de la carie ont été tels que l'impression douloureuse du froid, du chaud, ou du moindre contact, doit être encore plus vigoureusement combattue, si l'on veut assurer le succès de l'opération. — Des spécifiques particuliers doivent alors être appliqués; quelques-uns de ceux dont je me sers sont un spécimen à moi, et j'ai été à même d'en constater mille fois l'infaillibilité.

J'ai dit que l'or s'introduisait de diverses façons dans la cavité, selon que cette cavité présente tel ou tel aspect, selon que la dent est de telle ou telle qualité, de tel ou tel diamètre. — J'ajouterai que le dentiste doit aussi se rendre compte de la manière dont le métal agira dans l'œuvre de la mastication, afin d'en diriger en tel ou tel sens les molécules. — Quand l'orification est terminée, le métal doit avoir l'air d'avoir été fondu dans une cavité solide. — Tout l'art de l'opérateur consiste à ce que ce résultat soit atteint. — L'or le plus propice à cette opération provient de Philadelphie. — Si, par le plus grand des hasards, la douleur renaît dans une des parties de la dent orifiée par moi, comme je suis certain que ce n'est pas la partie orifiée qui souffre, et que je puis le garantir, je guéris le patient sans avoir à toucher l'orification, ce que savent et ce que peuvent faire seuls des dentistes éclairés par une longue pratique.

Je pourrais m'étendre bien plus longuement sur la carie et sur les moyens de pratiquer l'orification; mais je devrais, dans ce cas, cesser d'être à la portée de tous. — Si je viens à publier un autre ouvrage, dont je désire faire le *vade mecum* du dentiste, je publierai tout ce que la science et l'expérience m'ont appris à ce sujet. — La différence existe entre le véritable savant et le charlatan dans l'empressement que met le premier à révéler ce qu'il sait au profit de l'humanité, et dans l'entêtement que met l'autre à cacher les soit-disant secrets dont il se sert pour mutiler ses semblables.

Je terminerai mes remarques sur l'orification en indiquant les moyens de se rendre compte du plus ou moins de succès de l'opération après qu'elle a été pratiquée.

On reconnaît qu'elle a été mal faite aux symptômes suivants :

1° — Si la dent présente une tache obscure autour de l'orification, ou même à l'un des points où l'émail se trouve en contact avec l'or ;

2° — Si, en appuyant avec force un instrument aigu sur l'orification, on s'aperçoit que cet instrument pénètre, ce qui prédit d'avance un repos bien court au patient ;

3° — Si, dans les cinq premières années qui suivent l'opération, la douleur a reparu au même point. — Dans ce cas, je n'hésite pas à déclarer que le dentiste est tenu de pratiquer gratis une nouvelle orification ;

4° — Si, dans les dix ans, l'orification a besoin d'être tentée de nouveau ; — dans ce cas, le dentiste doit subir la moitié des frais de la seconde opération.

Il faut cependant remarquer que l'orification pratiquée sur une personne de moins de seize ans ne présente pas une durée de plus de six ans, parce que la dent est alors sujette à la croissance, et que le métal ne peut plus alors fermer hermétiquement une cavité qui augmente dans les proportions de cette croissance. — J'ai des cas exceptionnels, mais ils ne sauraient faire règle.

En Angleterre et aux Etats-Unis, pays classiques de la propreté et des soins de la personne, ainsi que de tout ce qui l'entoure et sert, on a l'habitude de s'abonner aux dentistes ainsi qu'aux médecins, et même aux avocats ; les familles et leurs enfants visitent deux ou trois fois par an leurs dentistes, et cela sans cause apparente, mais dans un but exclusivement préservatif ; de cette façon, toujours alertes, les orifications se font à temps, et les douleurs de dents, comme les caries et et les extractions, sont assez rares pour qu'on puisse les compter parmi le nombre des habitants d'une localité. Il y a des personnes portant juqu'à trente orifications ; et quelques-unes, que j'ai eu la satisfaction de visiter, avaient quarante ans de date, et semblaient pratiquées de la veille. Tel est l'avantage d'un travail de cette nature fait d'abord avec intelligence et solidité, ensuite avec art et ce goût exquis qui décèle l'artiste en toutes matières.

En 1850, j'habitais Madrid; mais, ayant fait un voyage en Allemagne, je m'arrêtai à Paris. — J'avais avec moi le fils d'un général de la Havane que je compte au nombre de mes amis. — Je m'aperçus que quelques-unes de ses dents étaient piquées, et comme je savais que là où nous allions il nous serait difficile de trouver un bon dentiste, je lui conseillai de se faire examiner la bouche à Paris, n'ayant pas même avec moi ma trousse de voyage. — Nous parcourûmes les grandes rues et les passages à la recherche d'un dentiste. — Hélas! nous n'avions pas besoin de nous fatiguer beaucoup pour en trouver par dizaines. — Partout de grands cadres pleins de mâchoires mécaniques prêtes à avaler les passants; partout des annonces pompeuses, des écussons, des balcons armoriés, des hôtels luxueux. — Bienheureuse ville, me disais-je, que celle où les maux de dents peuvent être si promptement guéris !

Je pris une adresse, celle que m'avait indiquée le cadre le plus apparent, et arrivant à mon hôtel je pris des renseignements sur le dentiste possesseur d'un cadre aussi beau. — On me le recommanda comme l'un des quarante meilleurs dentistes de Paris et comme celui de tous qui jouissait de plus de renommée.

Je m'empressai de conduire chez lui le jeune homme en question.

Croira-t-on que ce dentiste n'avait pas même chez lui les instruments les plus ordinaires de la profession et qu'il devait lui être impossible, dans le cas où il eût été loyal, de commencer l'opération que nous venions solliciter de lui ! — Par exemple , il s'expliquait fort bien ; je n'ai jamais entendu pareil flux de paroles ; il s'étendait longuement sur sa réputation et se croyait l'homme le plus important de la terre ; on eût dit qu'en nous recevant, il nous accordait une grâce spéciale.

J'étais curieux de voir jusqu'où irait son audace.

Il commença l'opération.

Avec un seul instrument aigu, il râpa un peu la carie, et à l'aide du même instrument, il introduisit un peu d'or dans la cavité faite.

Je m'avançai alors et lui dis que ce n'était point ainsi qu'on pratiquait l'orification ; qu'on avait recours à d'autres instruments et moyens que ceux qu'il employait, et qu'en agissant comme il venait de le faire devant moi, il trompait indignement le public, voulant par là lui prouver que je connaissais consciencieusement sa partie et qu'il me répugnait de m'associer de vue à une manœuvre qui trahissait son ignorance.

Il me répondit audacieusement que personne ne pouvait lui enseigner son art ; qu'il le pratiquait depuis quinze ans ; qu'il avait acquis à cette pratique une fortune considérable, et qu'il répondait pour dix ans de ses opérations, etc., etc., etc.

Le flux de paroles augmentait toujours ; le jeune homme souffrait ; je savais qu'à notre retour je pourrais réparer le mal causé par le dentiste parisien, et que ce mal procurerait, malgré tout, un soulagement de quelques semaines : je laissai continuer l'opération, toujours avec le même instrument.

Notre charlatan aurifia six dents à mon jeune ami, qui lui remit soixante francs sur sa demande. — Le lendemain même, trois orifications tombèrent, et au bout de deux mois, il ne restait pas trace de l'opération.

Où trouver un pareil cynisme, si ce n'est dans l'ignorance des données les plus simples d'un art éminemment utile ? — Où trouver une soif d'or plus grande, mobile unique de ces escamotages, si ce n'est chez des hommes forts de leur charlatanisme, de la crédulité du peuple et de cette tolérance de la vindicte publique qui laisse leurs délits impunis ?

Cette vie de scandale et ces abus de confiance doivent fixer l'attention de l'autorité : les réformes et les répressions deviennent nécessaires, sous peine de les voir s'accroître et arriver aux dernières limites de l'iniquité. — Et dire qu'ils osent dénigrer et qualifier de charlatans ceux qui ont le courage de mettre au grand jour ces tristes vérités !

ORIFICATION CHEZ LES ENFANTS

—

XI.

Elles se déplacent avec l'âge, à mesure qu'ils grandissent; au point de devenir inefficaces au bout de deux, trois, quatre ans, à partir de l'âge de douze, jusqu'à seize ans. Les parents, tuteurs ou autres, comprendront par là que dans ce genre de travaux faits à l'enfance, la responsabilité du dentiste est déclinée en tout et pour tout. Néanmoins, en se prenant de bonne heure, on peut encore conserver à ses pauvres êtres quelques-unes de leurs dents malades pendant la période d'adolescence et de développement, parce qu'il est de précepte et de toute importance la conservation de la première denture. — Mon insinuation tend seulement à établir cette loi de rapport mécanique qui existe entre les dents et les orifications de l'enfance, de même qu'entre le corps et les cicatrices, résultant de coups et des blessures, déplacés en raison directe de la croissance.

— Une cicatrice de l'arcade sourcilière à huit ou dix ans se trouvera à 16 ou 20 placée sur la ligne de front au point confluent de la coiffe des cheveux, et si elle n'est point disparue, du moins l'individu et les parents auront la satisfaction de la voir totalement déguisée. Dans les dents, le mécanisme de progression contraire a lieu, par rapport au bouchon d'or ou de pâte contenue dans le creux de la dent : il s'isole et devient fluctuant à mesure que la dent grandit ou se développe avec le sujet. Dans ces dispositions de la nature, le dentiste n'y peut rien et sa réputation doit rester intacte, là où ces orifications, par les causes puissantes susdites, viendraient à faire défaut.

EMPATEMENTS

—

XII.

DE L'AMALGAME, CIMENT MINÉRAL ET VÉGÉTAL.

Cette opération se pratique de la même manière que l'orification. — Seulement, on ne la tente que sur les grosses dents très cariées et lorsque l'orification parfaite est reconnue impossible par la disposition de la carie ou son état trop avancé.

La durée de ses résultats dépend des circonstances et de la qualité de la pâte employée, ainsi que de celle de l'os. — L'âge des personnes y est aussi pour beaucoup, la croissance de l'os agissant comme sur l'orification. Les jeunes sont par conséquent exposés à être obligés de la faire renouveler un jour. — J'ai pratiqué cette opération sur certaines personnes qui, depuis douze ans, n'ont point eu besoin de revenir vers moi pour ce sujet.

Je me suis servi de plus de vingt sortes de pâtes ou

compositions connues ; mais j'ai reconnu qu'une seule entre toutes pouvait offrir des résultats complets : c'est celle que vend à Londres M. Ash et Son.

L'emploi des différentes pâtes ou compositions est tout aussi grave que celui de l'or ; celui qui ignore les secrets de notre art et qui n'a recours qu'à son audace pour tenter une opération avec cette nature de remède, expose le patient à tout autant de maux que celui qui orifie sans être capable de le faire ; et ce qui augmente encore le délit, c'est que dans ce cas l'extraction devient presque toujours d'absolue nécessité, puisque la disposition de la carie s'oppose à ce que l'opération soit complétement annulée.

Ce serait là une occasion nouvelle de revenir sur ce que nous avons déjà dit tant de fois à propos des charlatans ; mais nous croyons nos lecteurs enfin convaincus. — Nous sommes mêmes certain que tous ceux qui sont en position d'exercer une certaine action dans les régions gouvernementales ne manqueront pas, après avoir parcouru ces pages, de poser hautement la question des examens et des études spéciales en ce qui a trait aux dentistes.

Il faudrait bien se garder de croire, du reste, que les charlatans n'ont pas recours à tous les moyens pour persuader qu'ils possèdent tous les éléments de leur art. Il en est qui, ayant exercé les professions les plus éloignées de celles qu'ils pratiquent en dernier lieu, qui ayant été barbiers ou domestiques, par exemple, font rédiger dans leur antichambre par des écrivains a gages des livres ou des revues.

REDRESSAGE DES DENTS

—

XIII.

Cette opération est aussi importante que difficile. — La connaissance parfaite de la mécanique, de l'anato mie et de la structure spéciale des mâchoires, sont né cessaires, car il faut redresser la dent sans altérer son émail, sans irriter les nerfs, sans compromettre l'alvéole. Il faut, bien entendu, n'exercer les pressions nécessaires qu'avec le plus grand soin et apporter de telles précautions dans l'opération que le patient puisse manger pendant toute sa durée avec la liberté ordinaire de ses mouvements. Cinquante ou soixante jours suffisent pour obtenir le résultat désiré. — La prudence doit être le guide du dentiste dans ce genre d'opération; sans cela il expose le malade à des inflammations prolongées et étendues, capables par elles-mêmes de détruire toute une denture.

DOULEURS DES DENTS OU ODONTALGIE.

XIV.

La douleur de dents est assurément la plus terrible et la plus aiguë de toutes les douleurs.

Elle peut être produite par diverses causes :

1° La dentition peut être parfaitement saine, parfaitement bonne ; mais il suffit que l'une des dents soit, par la nature ou par le hasard, déplacée à un moment donné pour que les nerfs dentaires soient attaqués et que la douleur soit éprouvée.

2° Les dents peuvent être endolories par le continuel frottement des unes contre les autres, par l'application de poudres dentifrices de mauvaise qualité, ou par l'usage de remèdes trop forts. La douleur alors n'existe que dans les filets nerveux de la superficie dentaire.

3° L'irritation causée par le frottement peut dégénérer parfois en une inflammation qui se propage jusqu'aux racines et produit une douleur très aiguë, parfois intolérable.

4° Les dents excessivement serrées les unes contre

les autres produisent cette douleur sur tout le système et réclament un examen prompt.

5° Une dent peut faire souffrir quelqu'un sans être cariée le moins du monde. — Il suffit d'une indisposition sanguine de la tête occasionnée par une irritation des nerfs dentaires qui correspondent à cette dent.

6° Une dent peut être reconnue très saine à l'examen malgré les plaintes du patient. Le dentiste instruit doit se demander alors si la douleur ne provient pas de la carie d'une des dents de la mâchoire opposée, dont l'inflammation correspondrait à la dent douloureuse.

7° La douleur inflammatoire est presque toujours le résultat du séjour de substances acides que la malpropreté a laissé agir sur tout le système. — Cette douleur est la plus fréquente.

Il y a aussi la douleur spécialement dentaire qui attaque les nerfs par la simple impression que leur cause le froid ou le chaud.

Il est enfin un nombre infini de maux que les circonstances, le hasard et les dispositions particulières de l'individu expliquent. — Tous ces maux ont un remède particulier. — Le dentiste instruit les a classifiés dans son esprit ; un simple coup d'œil lui suffit pour les reconnaître et pour choisir le remède spécial.

APPLICAFION DU CHLOROFORME

OU INHALATION ANÉSTHÉSIQUE.

XV.

Cet agent, une des plus précieuses découvertes de ce siècle, est, à l'instar de son aîné l'opium, un présent du ciel départi à l'homme pour calmer ses douleurs et plonger tout son être dans un de ces sommeils profonds qui vont jusqu'à simuler une mort apparente, à tel point l'action stupéfiante exerce-t-elle une pression extraordinaire sur tout le système nerveux. De là le danger de confier l'un et l'autre à des mains inexpertes : « *Cymba Charontis in manu imperiti !* » La barque de Caron, confiée à un nautonnier inhabile, n'aurait pas été plus en danger en traversant le Styx de la vie que ne l'est, en réalité, le malade qui consent à se laisser chloroformiser par un ignorant. — Cet agent bienfaisant est aussi utile que dangereux, et voilà la raison qui fait un devoir de conscience et d'humanité, sinon d'intérêt propre, à celui qui l'administre, de connaître les règles théoriques et pratiques d'après lesquelles les docteurs Simpson d'Edimbourg, Malgaigne, Velpeau, Nélaton et d'autres illustres professeurs de Paris, procurent à leurs opérés ce doux sommeil qui rend l'homme insensible et le transporte, pour ainsi dire, de la terre au ciel. Le chirurgien peut impunément couper, dilacérer, brûler à vif, scier les os, sectionner des nerfs, sans que le patient donne le moindre signe de vie pour s'opposer aux cruelles manœuvres de celui qu'il aurait tout droit d'appeler son bourreau, dans le paroxisme de sa douleur, s'il le privait du bien-être et de la consolation de l'anesthésie, ou sommeil chloroformique; mais que guéri, mu par le sentiment de gratitude et de vénération, il ne tarde pas à saluer du nom de sauveur!

La première éthérisation faite à Paris par un dentiste avec brevet de cour coûta la vie à une personne qui demanda à jouir de ce bienfait pour pouvoir supporter la douleur que devait lui occasionner l'extraction d'une molaire à racine profonde, fortement implantée. Ce dentiste et le malheur auquel je fais allusion sont connus de tout Paris. — Et ce n'est pas le seul cas à citer dans le cours de ces dernières années où l'éther et le chloroforme ont été tour à tour employés indistinctement pour toute espèce d'opérations. — Leur nombre est malheureusement assez imposant pour que je n'insiste pas sur la nécessité de mettre la pauvre humanité à l'abri de ces déplorables catastrophes dues, la plupart du temps, à l'ignorance des règles pratiques dont il a été question, et que l'ingénieux professeur Malgaigne, de cette Faculté, démontre, chaque année, dans son cours de chirurgie, avec cet esprit de saine logique qui le distingue à un si haut point. Du reste, il suffirait de fréquenter quelques cliniques chirurgicales, présencier un certain nombre d'opérations, lire les principaux articles publiés sur une matière aussi intéressante avec l'attention la plus scrupuleuse, et je garantis qu'on serait en mesure de se livrer sans crainte à la pratique du chloroforme, appliquée, bien entendu, avec la réserve et la prudence que réclament l'âge, l'état moral, l'idiosincrasie, le tempérament, les maladies existantes à l'état chronique, etc., etc.; — car le dédain de ces préceptes entraînerait des résultats plus ou moins funestes, sinon la mort instantanée. — Ceci établi, il est donc facile de se mettre en garde contre les malheurs répétés que nous déplorons chaque jour.

Les maladies du cœur et des poumons et certaines névralgies font une contre-indication rigoureuse de cet agent. Tenez-vous donc en garde contre elles; auscultez et percutez vos malades suivant les préceptes du savant professeur Piorry, un des flambeaux de l'école clinique fondée par Laënnec et Corvisart, et, si le doute vous assaillit encore après ces examens, requérez un médecin qui vous éclaire davantage. Le mieux, dans tous les cas, est de s'abstenir de son usage dans la presque totalité des opérations, si le malade consent, et y suppléer par la dextérité et la souplesse d'une main habile longtemps exercée. Faites, pour ainsi dire, de la prestidigitation, et vous frapperez les patients plutôt de surprise que de douleur, par la célérité de toutes vos petites opérations en général.

Je me suis arrêté à ce parti, et je m'en trouve bien;

sauf des cas exceptionnels où son emploi est indispensable ; alors, et sans dévier des règles établies, je m'en sers sans hésiter un seul instant. J'emploie la compresse pliée et chargée de chloroforme, de préférence à l'éponge et aux appareils. Je conseillerai aussi la surveillance la plus attentive *du pouls* et de la respiration : rien ne doit gêner celle-ci ni la circulation, que gradue le premier.

Hommage à qui de droit.

La découverte de l'anesthésie éthérique est due à un jeune Américain. Celle du chloroforme aux docteurs Soubeiran et Liebig. Ce sont des faits connus de tous les hommes du monde scientifique et savant. Aux Etats-Unis, on se sert encore du premier liquide de préférence au second, car on l'emploie très pur : le chloroforme, mis en usage par Simpson d'Edimbourg le premier, laisse encore à désirer sous le rapport de sa pureté ; les phosphistes de soude et de calcium qu'il contient en surplus sont comme une entrave à sa généralisation et à son salutaire emploi. Espérons que nos savants chimistes l'en dépouilleront tôt ou tard.

DE L'EXTRACTION

XVI.

L'extraction des dents est considérée par les dentistes intelligents comme une opération barbare, comme un délit dont l'ignorance peut seule se rendre coupable. — Pratiquée sur des dents qui peuvent être conservées, et toutes peuvent l'être, quand elles sont prises à temps, l'extraction ne saurait être comparée qu'à l'amputation d'un membre pour une cause légère pratiquée par un chirurgien. — Les dents sont de précieux organes dont la conservation intéresse au plus haut point la santé physique et morale de l'individu.

J'ai remarqué que la mâchoire des personnes qui ont ainsi perdu des dents, grâce à l'ignorance du dentiste auquel elles se sont adressées, se resserre et devient inutile à la mastication du côté où l'extraction fut pratiquée. — La nature, qui est le grand professeur de mécanique, ne peut souffrir qu'on jette la perturbation dans les organes qu'elle a donnés à l'homme. — Otez une dent à l'une des roues d'une machine, elle cessera de fonctionner convenablement. — Otez à l'homme un de ces organes, il ne sera plus parfait.

La pose d'une dent artificielle peut seule rétablir l'équilibre, et nous n'aurons jamais la prétention de démontrer qu'elle le rétablit parfaitement.

L'extraction ne devient indispensable que par la faute du patient. — Sa négligence a laissé les dents et leurs racines se carier à tel point, que des fistules ont été engendrées ; que la matière découlant de ces fistules peut attaquer les mâchoires ; et qu'il est nécessaire alors d'extraire pour empêcher un plus grand mal.

L'extraction peut, dans ces cas bien rares, être rendue nécessaire par la nature elle-même qui a superposé les dents ou laissé croître les racines de telle sortes, qu'elles finissent par se chercher une place en dehors du système, et par amener une perturbation qu'il faut empêcher à tout prix.

Le crime des opérateurs ignorants consiste surtout dans l'extraction de dents qui n'ont point le moindre rapport avec la douleur que le patient éprouve. — J'ai vu des personnes auxquelles on n'avait pas craint d'extraire jusqu'à trois dents pour calmer une douleur qui avait une cause tout autre qu'une carie imaginaire et que j'eusse calmée en une seconde.

Nous ne saurions donc trop engager nos lecteurs à ne pas se laisser extraire une seule dent sans consultation préalable, surtout quand le dentiste qui conseille l'extraction leur est inconnu.

Dans le cas où l'on doit s'y résoudre, l'extraction peut avoir lieu aujourd'hui, presque sans la moindre douleur, grâce au concours de l'électricité dont on sent à peine les effets pendant l'opération. — Il en est de même avec le chloroforme, et à la rigueur avec le mélange de sel et de glace.

S'en suit-il que la facilité de l'opération et le peu de douleur qu'elle cause doivent encourager les personnes qui souffrent à la subir ?

Mille fois non !

On ne doit y recourir, on ne doit s'y résigner qu'au dernier moment.

J'ai mainte fois entendu dans un salon des personnes s'écrier : tel dentiste m'a arraché presque sans douleur une dent qui commençait à me faire souffrir ; ce doit être un homme de beaucoup de talent !

Se ferait-on couper un bras pour un panaris ?

Une névralgie s'enlève-t-elle par l'amputation d'un membre ?

Le dentiste qui extrait une dent dans de telles conditions mérite que son nom soit livré à l'exécration publique.

DES DENTS ARTIFICIELLES

—

XVII.

Rien n'est plus triste assurément pour une personne que d'avoir recours à l'art pour remplacer les précieux organes dont la nature l'avait douée ; mais n'est-ce pas aussi une consolation de voir les progrès que la profession de dentiste a faits depuis plusieurs années, et la perfection avec laquelle la nature peut être imitée dans son œuvre ?

En effet, on pose aujourd'hui des dents artificielles qui ne se distinguent en rien des naturelles, et qui servent parfaitement tant à la mastication qu'à l'articulation. — Elles ont une telle force et offrent une telle commodité qu'au bout de quinze jours le patient ne se souvient plus qu'elles sont artificielles. A tel point, l'habitude est une seconde nature quand ce qui la supplée atteint la perfection requise.

Mais, pour en arriver à cette perfection, il est nécessaire d'être aussi bon mécanicien qu'excellent anatomiste. — Sans cela, toutes les difficultés qui se présentent ne peuvent être vaincues, et une seule suffit pour que la pose soit imparfaite.

La fabrication et la constrution des dents artificielles doivent être différentes pour chaque personne. — La nature des dents et la conformation de la bouche qui varient à l'infini chez l'homme, et surtout chez la femme, doivent être à ce propos l'objet d'une longue étude.

Certaines personnes ont la bouche très délicate et très faible, les dents courtes, tendres et sensibles.

D'autres réunissent, au contraire, les éléments opposés.

Le dentiste doit donc savoir quelle fabrication et quelle construction spéciale conviennent à chacune d'elles.

Il faut que les dents artificielles soient posées de manière à ne causer aucun mal aux naturelles, et que les planches sur lesquelles elles doivent être placées soient parfaitement ajustées, de façon à ce qu'elles n'embarrassent pas la langue, à ce qu'elles ne gênent en rien l'articulation, et à ce qu'elles ne laissent les aliments pénétrer d'aucun côté.

Il est de toute importance, pour la réussite complète de l'opération en question, que le dentiste sache prendre la mesure des mâchoires pour les organes qu'il veut remplacer, et cette intelligence et justesse deviennent plus absolues et d'une précision mathématique quand il s'agit d'une partie ou de tout un râtelier, car il va sans dire que plus les surfaces occupées par ces corps mécaniques sont étendues, plus il y a des filets nerveux et d'autres couches molles à comprimer, et plus ceux-là doivent être bien ajustées et d'un parfait fini. Pour atteindre ce but, je n'ai rien négligé ni sous le rapport pratique ni sous l'instrumental et substantiel, en ce qui a trait principalement aux moules, qui son d'une importance incontestable. De leur précise application dépend la reproduction des mâchoires et l'imitation de la nature.

Les matières les plus propres à ce genre de travaux sont :

L'or de vingt kil. ou au moins de dix-huit.

La platine ;

Le paladium;

L'écaille ;

Le gutta-percha, le caoutchou volcanique ;

L'hippopotame ;

Les meilleures dents sont les dents minérales fabriquées en Angleterre ou aux États-Unis.

Celles des États-Unis sont encore préférables. Les dentiers artificiels que je pose ou que posent les dentistes habiles sont composés de dents artificielles ajustées sur des planches d'or, de platine, de paladium ou de caoutchou volcanique ; jamais elles ne font de mal aux dents naturelles ; grâce à leur construction spéciale, elles ne se corrompent pas et ne changent point de couleur ; elles durent enfin autant que l'homme. Les dentiers d'hippopotame ou d'ivoire, les planches garnies de dents naturelles ou minérales dont on se servait encore en 1844, ont été abandonnés par tous les dentistes intelligents et consciencieux.

Ils finissaient tôt ou tard par se corrompre, et le patient n'avait plus dans la bouche qu'un objet repoussant et fétide. — Les dents naturelles surtout, dont on ignore la provenance doivent être proscrites, car souvent elles peuvent inoculer des maux funestes dont les conséquences seraient terribles.

Les planches et les dents d'hippopotame embarrassent beaucoup la bouche ; elles empêchent la libre articulation, attendrissent et détruisent les dents naturelles, parce que toutes ces dents sont posées sur un pivot de bois qui corrompt la couronne et enflamme la racine; et comme elles n'ont point d'émail, elles se corrompent avec rapidité, sujettes qu'elles sont à une carie artificielle qui se communique aux dents saines et vivantes.

Des personnes sont venues chez moi pour que je leur pose des dents de cette espèce ; il ne m'a pas été nécessaire de beaucoup de temps pour les convaincre que l'emploi de ces dents prouvent la mauvaise foi du dentiste et son ignorance. — Cependant, mieux que personne en Europe, je puis me vanter de pouvoir fabriquer et construire les dents d'hippopotame. — J'avais même trouvé avant 1844 des moyens d'en atténuer les funestes effets. — Après tout, avant cette époque, la pose de ces dents était encore un bienfait.

J'ai en mon pouvoir divers appareils d'hippopotame que m'ont laissé des personnes venues chez moi pour que je les leur remplaçasse ; elles m'ont dit que ces appareils étaient l'œuvre d'un des principaux dentistes de Paris.

Ces appareils ne servent ni à la mastication ni à l'articulation ; ils ne peuvent qu'embarrasser la bouche et n'ont pas la couleur des dents naturelles ; ils sont établis avec si peu de mérite artistique qu'il semble impossible que, *dans la capitale du monde civilisé,* on ose encore aujourd'hui se livrer à un genre de commerce qui met en défaut et l'hygiène et les espérances du malade, et fait si peu d'honneur à l'art.

La personne qui introduit de pareils dents dans sa bouche perd promptement celles qui les avoisinent ; de sorte que le dentiste qui emploie l'hippopotame a une mine à exploiter dans chacun de ses crédules clients, et finit par remplacer successivement toutes leurs dents naturelles par les siennes. O crédulité ! — Nous avons peine à croire que tu puisses être poussée à ce point, et cependant nous devons nous rendre à l'évidence. — Nous avons des preuves.

J'ai chez moi plus de cinquante mille dents minérales incorruptibles de toutes les couleurs et de toutes les formes, avec gencives ou sans gencives, — des dentiers complets, — d'autres d'une ou de plusieurs pièces. — Je pose les appareils, sans jamais causer la moindre douleur. Les dentistes les plus consciencieux et habiles ne se servent du reste que des mêmes appareils et savent bien qu'eux seuls assurent et facilitent l'articulation et la mastication comme si les dents dont ces appareils sont garnis étaient naturelles.

Il est, à Paris, très peu de dentistes capables de s'armer eux-mêmes des instruments de fabrication et de fabriquer un appareil depuis ces moindres pièces jusqu'à ses plus importantes sans autre secours que le sien propre. — Je suis à même de fabriquer tout ce que je soumets à l'examen du public, et les personnes qui travaillent sous mes ordres ne le font que d'après mes conseils incessants.

Les dents que l'on parvient à établir au moyen de

pivots sur la racine même des dents naturelles sciées à cet effet ont l'apparence complète de ces dernières ; mais très peu de dentistes sont capables de pratiquer une opération d'après cette même méthode qui exige des études particulières pour éviter ou vaincre à l'avance les résultats qu'elle peut causer et qui sont les suivants :

Douleurs violentes intolérables dans les alvéoles ; attaques de nerfs ; inflammations du visage, fistules, abcès, etc.

Ces résultats obligent le dentiste, quand ils se manifestent, à retirer la dent posée sur pivot ; mais cela n'arrive qu'à ceux qui n'ont jamais étudié la théorie du système nerveux, ni l'anatomie des régions qu'il traite, et qui, par conséquent, n'a pu d'avance employer des moyens pratiques capables de conjurer le mal.

Pendant le cours de mes voyages dans l'Amérique du Sud, j'ai fait une étude particulière de la transplantation des dents naturelles d'une personne à une autre, et j'ai pratiqué plus de deux cents opérations de cette nature sur des demoiselles ou des jeunes gens au moyen de dents achetées à des nègres et à des Indiens qui se présentaient chez moi à cet effet.

Je me propose de traiter sérieusement cette question dans l'ouvrage classique que j'ai l'intention de publier sous peu, si les preuves d'encouragement que j'ambitionne ne font pas défaut à la gloire et moralité de ma profession.

J'ai étudié dix ans la chirurgie en Allemagne et la profession de chirurgien-dentiste à Londres et en Amérique, où j'ai pratiqué plus de dix-huit ans. J'ai habité Madrid et les principales villes de la péninsule ibéririque pendant neuf années, où S. M. la reine d'Espagne a daigné me récompenser pour l'habileté et la manière de construire les dents artificielles. Ce n'est, je le répète, qu'après m'être acquis une honorable indépendance que je suis venu à Paris dans le but de réaliser le projet que j'ai toujours eu de rendre à l'art du dentiste le prestige qui lui est dû.

Mais que de sacrifices j'ai dû faire pour en arriver là ! que d'argent il m'a fallu jeter derrière moi !

J'ai visité expressément les expositions de Londres et de Paris, ainsi que tous les établissements d'Europe et d'Amérique où je croyais pouvoir examiner une découverte nouvelle, un instrument curieux, un homme habile, un livre spécial. — J'ai fait ma société des plus savants, des plus ingénieux artistes; je leur ai fait confectionner sous mes yeux les instruments et les appareils les plus variés. — Il me fallait savoir et savoir à tout prix.

Aussi, je l'ai déjà dit à mes lecteurs : le musée d'instruments que je possède n'a point son pareil en Europe dans les mains d'un particulier. — Les dentistes de Londres ont tout fait pour l'acquérir. — Je n'ai consenti qu'à une chose, c'est à ce qu'ils pussent fabriquer des instruments semblables à ceux dont il se compose. — Avant tout, je ne veux pas du monopole quand il s'agit de la santé publique.

Mon premier soin, en m'établissant à Paris, a été de dépenser plus de deux cent mille francs pour donner à mon établissement l'importance qu'il doit avoir, pour prouver que j'ai quelque droit à revendiquer au nom de mon art le prestige que les charlatans lui ont enlevé. N'ayant plus besoin de faire fortune, on comprendra mieux que je sois complétement désintéressé dans les questions de garanties et de dignité.

Je désire ardemment que les médecins, les chirurgiens et toutes les personnes que la santé humaine intéresse viennent successivement ou en corps visiter mon établissement, examiner les instruments et les inventions dont je suis le possesseur.—Je serais heureux d'éclairer leurs doutes, de leur soumettre mes réflexions, de leur communiquer mes idées, de les convaincre enfin *de la nécessité d'en appeler au gouvernement pour obtenir la réglementation de l'exercice de la professionde dentiste.*—Je serais heureux de leur prouver que l'exercice de cette profession est chose grave ; que des études préparatoires sont de nécessité absolue ; que chaque dentiste doit avoir les instruments spéciaux sans lesquels il ne peut que mutiler ses semblables, et qu'enfin l'intelligence, l'agilité, la sûreté du coup d'œil, ne peuvent être dans ma profession, comme dans toutes les autres, que le résultat d'une longue et consciencieuse pratique précédée d'études théoriques exigibles pour tous les arts.

La prière que j'adresse aux personnes spéciales, je l'adresse au public.—En portant aux charlatans le défi que je leur ai porté, j'ai quelque droit, il me semble, de réclamer l'appui de tout ce qui est honnête à Paris. — Mes consultations sont complétement gratuites, et quant à mes opérations, le prix en sera moindre assurément que celui qu'ils réclament pour martyriser leurs victimes.—Fût-il égal, il sera moindre, car, je l'ai dit et je le répète, le dentiste ne doit jamais faire payer une seconde fois la personne qui revient à lui pour être soulagée d'une douleur qu'il s'était engagé à enlever la première fois. — Du reste, ces honoraires dépendront des circonstances et de conventions particulières.

Je tiens, au surplus, à bien constater que je ne publie pas cet opuscule pour me créer une clientèle. — Je le publie pour attirer l'attention sur une question dont la solution me semble on ne peut plus importante. — Que le gouvernement s'inquiète de cette question; que les hommes spéciaux s'en inquiètent également; qu'on crée une chaire de chirurgie dentaire spéciale; qu'on relève, en un mot, le dentiste aux yeux du public, et j'aurai atteint le seul but que je me suis proposé en venant à Paris.

PALAIS ARTIFICIELS

—

XVIII.

Les palais artificiels ou obturateurs sont aujourd'hui reconnus nécessaires et de la plus grande utilité dans les perforations ou pertes de substances congéniales ou pathologiques du maxillaire supérieur. On comprend l'importance de ces instruments et de l'opération qui en dépend pour les personnes dont l'articulation est gênée par une perforation naturelle ou accidentelle du voile du palais, et l'on doit se rendre compte des difficultés que doit vaincre l'opérateur pour réussir complétement à la satisfaction du malade et du chirurgien qui en fait l'indication. Je désirerais l'opportunité de pouvoir démontrer l'habileté de cette pratique en pareille matière. Je sais que quelques chirurgiens distingués de Paris, le docteur Nélaton entr'autres, ont réussi à remédier, par ce moyen, aux désordres les plus graves de la déglutition et de la parole, produits par les perforations en question. Les obturateurs doivent être en or, platine et palladium, seuls métaux reconnus les moins oxyidables; aussi en caoutchouc volcanique. L'emploi du palladium serait préférable à celui du platine, en raison de sa dureté. La forme et le mécanisme des pièces obturatrices sont trop variables, et dépendent du vide et des parties sur lesquelles

elles s'adaptent. On ne peut donc les fixer d'avance ; à leur confection et à leur placement, doivent présider des règles mécaniques et chirurgicales les plus rigides, afin de ne pas manquer le salutaire effet qu'on se propose et de suppléer à la nature avec intelligence et art.

USAGE DES DENTS ATIFICIELLES

EMPATÉES OU AURIFIÉES

—

XIX.

Il est de précepte conservateur de les ménager en tout et pour tout et de ne point *abuser de leur solidité en triturant des noix, des amandes, des noisettes et autres corps durs de forme sphéroïde et de surface glissante et polie;* sinon le premier jour, à force de répéter imprudemment ces expériences, ils finiraient par éclater aux suivants, et on comprend sans peine que la responsabilité dès lors ne pourrait être reportée sur le dentiste, sans commettre une injustice criante.

Aux patients donc le soin de cette prophylaxie si nécessaire à la conservation et perpétuation des nouveaux instruments que l'art et des sacrifices pécuniaires leur ont procuré pour remplacer les trop faibles et maladifs que la nature leur avait donnés et que l'incurie et la négligence invalident et détruisent avant le temps!

Pour s'épargner ces pertes irréparables, il ne faut

pas oublier ce précepte · la douleur est le cri de détresse de l'organisme souffrant et d'un désastre menaçant et à venir !...

Par rapport à lui, les dentistes, de même que les médecins, sont trop négligés : on frappe à leur porte, on réclame leurs secours quand le mal est devenu irrémédiable par ses progrès et sa nature. Les gens à procès accourent plutôt chez les hommes de loi que les malades vers les gens de l'art. On dirait que les passions aiguisent, éperonnent et réveillent, et que la douleur endort, ralentit et fait craindre celui qui très souvent a son remède en main. — Tel est la nature humaine, et on a beau chercher à la changer, les siècles se succèdent, et elle est toujours la même!

INSTRUMENTS INDISPENSABLES

AUX DENTISTES.

—

XX.

Nous allons tâcher de donner ici rapidement une idée des instruments indispensables à l'exercice de la profession de dentiste. — Nous disons rapidement, car il nous serait impossible et il serait fatigant pour nos lecteurs de publier dans cet opuscule la liste complète de nos instruments, leur description et l'indication de leur spécialité, ce que nous ferons dans une autre publication, s'il y a lieu.

Les instruments nécessaires à l'extraction doivent être en rapport avec l'âge des personnes à opérer ; ils doivent être de diverses formes ; et ceux qui servent pour le côté gauche ne sauraient être employés pour le côté droit, de même qu'ils doivent être spéciaux pour chaque genre de dents et différents pour chacune des mâchoires.

Les mêmes différences et la même multiplicité deviennent plus indispensables encore lorsqu'il s'agit de l'extraction des racines et des chicots ; le dentiste doit posséder cent espèces de tenailles, dont quelques-unes puissent couper les dents en deux quand les racines sont recourbées, dont quelques autres soient propres à enlever les petits os qui causent des douleurs à la langue ou à la joue, etc., etc.

Je possède toutes les espèces de tenailles dont l'emploi peut être réclamé ; j'en ai successivement fait faire dans mes voyages plus de trois cents ; puis je les ai perfectionnées afin d'en diminuer le nombre en combinant les effets, afin de rendre le choix plus prompt et plus facile.

Je possède, en outre, tout un atelier d'orfévrerie pour la fonte des métaux et autres ouvrages mécaniques de prothèse dentaire; ainsi qu'un four spécial pour la fabrication minérale des dents et gencives artificielles. Cela démontre que, jaloux de mon art et de ses perfections, je n'ai rien épargné pour y arriver, et que j'ai mis mon amour propre à embellir l'établissement ici fondé et les précieux objets d'art qu'il renferme pour lesquels j'ai refusé des sommes folles à des amateurs : La gloire et la renommée prennent le pas devant ma fortune !

IRRITATION DES GENCIVES

—

XXI.

On la fait disparaître par les soins hygiéniques sur lesquels nous avons tant insisté, par de petites saignées faites au moyen des cure-dents en piquant les gencives, d'une lancette, d'un bistouri ou d'un canif avec lesquels on scarifie fortement ces parties, en deux ou trois endroits, souvent dans un, simplement. On fait saigner suffisamment au moyen de la succion avec la langue.

Les émollients, les décoctions narcotiques de pavot et de morelle, et une solution très légère et dilatée d'extrait d'aconit, ont aidé puissamment à la guérison de cet état morbide passager. S'il y a persistance, il faut recourir aux purgatifs associés aux révuisifs et aux sangsues. Dans la majorité des cas, l'elixir très dilaté a suffi pour la faire disparaître.

EXAMEN DE LA BOUCHE

—

XXII.

On doit le réclamer de son dentiste trois ou quatre fois par an, surtout quand on porte de mauvaises dents et une bouche délicate ; aux enfants bien davantage. *La moindre douleur ou gêne* devrait être à son tour, indépendamment, une *indication précise de recours au dentiste;* de cette façon et toujours en garde contre les désordres graves qui suivent ces douloureux éveils, on prévient de graves opérations, et, ce qui est mieux, la perte d'organes si importants et nécessaires.

HYGIÈNE DE LA BOUCHE

—

XXIII.

La propreté est une vertu, et l'incurie un vice et demi. Partant, à quelle partie du corps humain peut-on mieux consacrer quelques instants de sa journée, si ce n'est à la bouche, point initial du tube digestif, réceptacle et meule où sont broyés les aliments qui vont rapidement à l'estomac former l'essence du sang? Dès-lors on conçoit que plus la cavité en question sera proprement tenue, sans tartre, sans carie, sans ulcère, sans restes altérés des aliments de la veille, sans saburres digestives, plus l'assimilation sera profitable, bienfaisante et salutaire, donnant pour résultat un chyme avec toutes les qualités requises, et conséquemment un sang riche et pur. Cette théorie est toute logique et à la portée de tout le monde, et en particulier de gens qui savent naturellement raisonner les actes de la vie, conserver celle-ci avec toutes les règles d'hygiène suggérées par l'instinct de conservation et par l'art, et priser la santé en ce qu'elle vaut dans son état d'intégrité parfaite. — Pendant la nuit les vapeurs de l'estomac, encore sous l'influence du travail digestif du dernier repas, l'épaisseur et viscosité des sécrétions salivaires, les parcelles animales et végétales engagées dans les interstices et creux des dents, le défaut d'air pur, renouvelable, la chaleur du lit et de l'appartement, enfin le repos de cet admirable groupe d'organes qui ont des fonctions toutes spéciales dans leur mécanisme, donnent lieu à cet état saburral du matin, plus ou moins visqueux et pâteux, plus ou moins acide et alcalin. En somme, impropre à l'appétit, à la digestion et à la santé. Que d'innapétences proviennent de cette couche saburrale, allant jusqu'à l'estomac, couvrant les papilles du goût, de la langue, et donnant lieu à un véritable embarras gastrique et par la suite à quelques fièvres bilieuses, muqueuses, gastriques! Le docteur de Porrata-Doria, un de mes amis, qui a exercé longtemps à Porto-Rico, dans les Antilles, m'a assuré avoir été consulté en plus d'une circonstance par des gens en proie à ce genre d'innapétence, reconnaissant pour cause cet enduit saburral de la langue d'abord, et du tube digestif ensuite, dû à différentes causes réunies de tempérament, de climat et de saison, de genre de vie, du défaut de soins personnels, etc., etc. — Pour le supprimer sans avoir recours ni aux émétics, ni aux évacuants, comme les partisans de l'école anglaise auraient fait, il se sert, constatation faite de l'état précédent, sans complication morbide d'aucun genre, bien entendu *, d'une plume d'oie taillée en bec de canne ou en goutière, longue de cinq à six centimètres, avec laquelle il râcle la langue depuis sa base, avec certain ménagement, et à fur et à mesure qu'il rabotte ainsi la surperficie linguale cou-

* Gratte langue.

verte de cet enduit blanc jaunâtre, saburral, il fait que le malade se gargarise et se nettoie la bouche avec de l'eau froide acidulée au jus de citron. Par ce simple procédé opératoire et hygiénique, les surfaces sapides de la langue ont été mises à découvert, et l'appétit et les fonctions de l'estomac n'ont point tardé à se rétablir. Quelques bains, des boissons acidulées, l'eau de seltz, un peu de bonne bière aux repas et l'exercice matinal au grand air, ont rendu au système nerveux digestif la vigueur qui lui manquait. — J'ai été fort heureux de pouvoir mettre à jour en passant l'ingénieux procédé du distingué praticien en question, d'abord parce qu'il est des plus simples et se rattache d'une manière ostensible et intéressante à l'hygiène de la bouche, et ensuite parce qu'il démontre à *posteriori* que certains états gastriques sans douleurs, sans lésion organique appréciable et fonctionnelle, qui produisent la mélancolie et simulent une affection de foie, rendent l'individu paresseux dans ses mouvements, inepte aux travaux d'esprit, le privent d'appétit et de sommeil, et déterminent une atonie de l'estomac qui à la longue débilite l'individu et peut aller jusqu'à compromettre sa santé par une maladie de l'appareil de la digestion. En même temps, par cette saine pratique, on évite les effets dangereux d'une médication inopportune et inefficace.

Voilà pour ce qui a trait à l'enduit saburral de la cavité buccale s'étendant au tube digestif et constituant l'inapétence, proprement dite, véritable malaise, indisposition réelle, qui, venant à être méconnue ou négligée dès son principe, peut donner lieu aux désordres énoncés et tout au moins à une langueur ou affaissement capable d'affaiblir l'organisme en général.

Une ou plusieurs dents molaires cariées peuvent compliquer ce fâcheux état, augmenter le dégoût ou anorexie, disposer aux névralgies faciales et anéantir totalement l'action appéritive de l'estomac. — De là l'indication rigoureuse d'avoir ces soins de propreté que réclament impérieusement et notre état social et les règles imprescriptibles de santé et d'hygiène conservatrice de celle-ci. — J'insisterai donc pour arriver à l'obtention de ces précieux résultats :

1° Sur la nécessité de se rincer la bouche et de se brosser légèrement les dents et la superficie de la langue avec de l'eau fraîche aiguisée de mon dentifrice ou de tout autre reconnu efficace et salutaire avant de se coucher. De cette façon disparaissent les enduits, et l'haleine reste parfumée pendant le cours de la nuit.

2° Le matin, aussitôt levé, on en fera autant, et cette fois on se servira de mes poudres, de celles de charbon ou de quinquina mélangées à la magnésie, ou de tout autre composition incapable d'altérer l'émail des dents.

3° On se servira des brosses moyennes un peu raides, car les trop faibles ou par trop résistantes sont contraires aux indications de tonicité et de *strictus* que je désire donner aux gencives afin que les rétractions, les saignements, les plegmons, le tartre et la laxité disparaissent, en même temps que les racines des dents se raffermissent dans leurs alvéoles et prennent une consistance indispensable à leur conservation et aux usages que ces instruments triturateurs et masticateurs sont appelés à remplir jour par jour. — Il ne faut point s'impressionner ni abandonner l'usage d'une telle brosse parce qu'on verrait du sang fluer des gencives pendant la friction. Ce n'est que plus prophilactique des désordres signalés et plus propre à obtenir leur consolidation et hypertrophie. Toutefois, il est de précepte, et très certainement bon de dire, que l'abus en toute chose fait atteindre un but contraire à celui qu'on se propose. Comme en toutes choses il faut de la pratique, dans le maniement de la brosse il en faut aussi ; mais à force de s'exercer, la main se forme, et le simple bon sens vous donne la mesure (d'après l'état de la bouche) du temps et de la force de la friction. — Il va sans dire qu'on doit se lotionner la bouche avec de l'eau froide aiguisée d'un liquide dentifrice, deux, trois et quatre fois dans la même séance, par propreté tout d'abord, et pour mitiger l'excitation mécanique et ensuite irritative de la brosse.

4° La bonne éducation, les règles d'hygiène et de toilette, exigent qu'après chaque repas on se rince la bouche en tout sens, se servant à intervalles ou avant d'un cure dent en bois ou d'une soie pour nettoyer les interstices et les débarrasser des fibres de viandes et des parcelles d'aliment qui, en s'altérant, forment un foyer de malpropreté pour le lendemain et les jours suivants si on ne remplit pas convenablement ces indications sanitaires. Par cette omission, on prépare les éléments du tartre ou concrétions calcaires si nuisibles aux dents sous tous les rapports.

5° Les substances des cure-dents doivent être l'or, l'argent, l'ivoire, mais essentiellement le bois de citron, d'oranger, de chêne ou de sapin, de peuplier, etc.; ces dernières de préférence aux autres, à cause de leur flexibilité.

6° Dans les cours des maladies, si leur gravité le permet, les soins de propreté indiqués deviennent plus indispensables que jamais, une fois par jour, au moins.

C'est une erreur née de l'ignorance de l'action mécanique des brosses sur les gencives malades, de croire que celles-ci, lorsqu'elles sont un peu dures et résistantes, déterminent des irritations, des hémorrhagies, la rétractation et l'usure des gencives. — Le contraire a lieu si le scorbut de mer ou de terre, les ulcérations de nature diverse, l'influence mercurielle et l'action d'élixirs ou d'opiats de mauvaise nature, ne s'en mêlent point et constituent le fond véritable de leur souffrance. — Ces maladies manquant, il faut insister sur l'usage de la brosse en question, avec ménagement et en parfait accord avec les règles déjà établies; et je puis affirmer que l'expérience de ma longue pratique m'a démontré que le tissu de ces organes se fortifie et revient à la santé au bout de peu de temps. Il va sans dire que les poudres végétales et l'élixir de ma composition, dépourvus des acides généralement employés, si nuisibles aux dents et aux gencives, aident puissamment avec la brosse à obtenir la guérison, et j'insiste sur leur emploi et sur celui des soins de propreté conseillés plus haut, par devoir et par conscience, dans l'intérêt des personnes que je sers et de ma propre renommée, attendu que je ne puis répondre de mes opérations chirurgicales ou mécaniques, si les préceptes déjà établis sont méconnus et oubliés ; je tiens a les énumérer de nouveau :

Cure dents en bois, or, argent ou ivoire. Après les repas, lotions de la bouche, soir et matin, en se couchant et en se levant ; frictions avec la brosse trempée dans les poudres dentifrices, et lotions avec de l'eau aiguisée de mon elixir. — Ceux qui portent des dents artificielles en râteliers ou isolées doivent passer une soie dans les interstices après chaque repas. Pour ce qui est des naturelles, on doit raser le collet et presser un peu sur la gencive, jusqu'à la faire saigner si on ressent le moindre engorgement. C'est un moyen névrurgique excellent, capable d'enrayer ou tout au moins d'atténuer l'exaltation nerveuse de ces parties si disposées à ce mode d'être par la présence des corps étrangers en permanence (dents artificielles), et par ceux que dépose la nourriture engagée entre leurs espaces, cause de ces irritations, des odeurs fétides, de l'haleine acide ou putride, des caries, des névralgies, etc., accidents graves qui résultent du séjour de ces particules d'aliments, fibres de viandes et autres, entre les dents, et de leur rapide corruption due évidemment à la nature de la salive, à la température de la bouche, et à la macération que ces corps subissent chimiquement.

SOINS A DONNER

AUX DENTS ARTIFICIELLES

—

XXIV.

Une, deux ou plusieurs, de même qu'un râtelier complet ou partiel, exigent leur suppression chaque jour, leur lavage à grande eau et des frictions légères avec la brosse dans le but de les approprier et de détacher les couches de salive épaisse ou concrète qui leur donnent mauvais aspect et une odeur désagréable. On lavera et brossera de même les gencives avec de l'eau contenant l'élixir végétal anodin. Pour la friction, on se règlera sur la sensibilité de la bouche; mais plus elle sera forte, mieux elle vaudra. C'est ici le cas, je le répète, d'employer, en guise de cure-dent, la *soie cirée* dont il a été fait mention, avant la friction bien entendu.

POUDRES ET ÉLIXIRS

XXV.

La plupart de ceux que de pompeuses réclames payées aux journaux ou à des hommes spéciaux de l'art, qui font ce genre d'industrie à défaut de clientèle, contiennent des acides nuisibles à l'émail des dents et à la santé sous plus d'un rapport.

Dans certaines pharmacies, et qui pis est dans les parfumeries, on en vend dont la composition s'éloigne des règles chimiques et pharmaceutiques. Les profanes, dans leur ignorance et excessive crédulité, donnent dans ces pièges et achètent, les yeux bandés, tout ce qu'on leur vend sous forme de philtre, au son de la trompette d'une fausse et insidieuse renommée, marqué au sceau du plus impudent charlatanisme.

Si un homme de bien se présente sur ces entrefaites et leur offre une préparation salutaire et scientifique, dans leur aveuglement peut-être, la répudieraient-ils, imbus qu'ils sont de ces faux principes, de ces erreurs vulgaires, que les médicastres et certains charlatans de place publique, enveloppés du mystère des oracles, sont souvent initiés dans le secret des dieux et possèdent des moyens cabalistiques de guérir que les hommes de la science ignorent dans leur matérialisme synthétique. Cette préoccupation a existé de tout temps, appartient à tous les pays et à tous les peuples. Loin de moi la pensée prétentieuse de vouloir anéantir d'un trait ces erreurs aussi vieilles que le monde ; je les signale, je les marque au sceau du *ridicule*, voilà tout. Aux gens sensés et judicieux à en faire justice !

MOYEN DE RECONNAITRE LES ACIDES

DANS LES ÉLIXIRS ET LES POUDRES

—

XXVI.

Toute fois que le doute ou la méfiance s'en mêlent et qu'on redoute leur emploi, la chose est fort simple et l'épreuve facile. Voici le procédé : versez de l'élixir ou des poudres dans un verre ; au premier, ajoutez une pincée de bi-carbonate de soude en substance ; au second, une solution concentrée de celui-ci : s'il y a fermentation, dégagement de gaz ou simple écume, on peut conclure à posteriori, qu'un acide quelconque se trouve mélangé à ces préparations. Partant contre indication de s'en servir, car l'émail et les dents elles-mêmes seront promptement attaqués, surtout si leur usage imprudent est longtemps continué.

ELIXIR ET POUDRE DENTIFRICE.

XXVII.

L'élixir végétal anodin ou eau dentifrice que j'offre à mes clients et au public de cette illustre ville est connu et éprouvé en Europe et dans toutes les Amériques, depuis bientôt vingt-cinq ans : sa spécificité odontalgique a fait ses preuves et l'analyse pourrait intervenir et le soumettre à son inflexible jugement sans que je craigne sa rigueur. Les agents thérapeutiques qui entrent dans sa composition et dans celles des poudres qui en sont le pendant, sont hygiéniques et salutaires au plus haut degré, et composés des substances médicinales dont la vertu est incontestable et avérée. La poudre blanchit et conserve les dents ; l'eau dentifrice parfume l'haleine, calme les douleurs et prévient les névralgies et les irritations des gencives ; désinfecte la cavité buccale, détruit les animalcules du tartre et des caries, et fortifie la denture en général. Elle est antiscorbutique et procure cette astriction tonique si nécessaire à la consistance et fermeté salutaire de tous ces organes. La preuve de ces vérités est dans l'usage de mes deux compositions : le sage et opportun emploi en démontrera l'incontestable vertu et utilité, et la certitude de tout ce que je préconise à leur sujet.

RESPONSABILITÉ DES DENTISTES.

—

XXVIII.

Elle ne peut être déclinée en tant que les travaux de prothèse dentaire ne remplissent consciencieusement ni le but ni les conditions stipulées. L'art dentaire, de même que la chirurgie, a sa partie toute matérielle : il y a cependant cette différence, que la première se rattache beaucoup plus à la mécanique, tandis que la seconde est régie par les lois immuables de la nature, très souvent hors de la portée de l'homme. Comme mécanicien, le dentiste doit garantir son travail pour un temps plus ou moins long, à part les accidents dus aux imprudences des clients et aux défauts de précautions et de soins. — La susceptibilité de ma conscience et de ma réputation est portée si loin que, si au bout d'un mois ou deux, après avoir rectifié ou modifié mes travaux, une ou deux fois, le patient est encore mécontent parce qu'ils laissent à désirer sous le rapport de la pose ou du mécanisme, je les refais complétement ou suis tout disposé à rendre les sommes perçues en cas que le client le désire, après cette dernière épreuve reconnue défectueuse. J'espère après tout, ne jamais être forcé de subir cet affront, car trente ans de pratique, d'études et de sacrifices de tout genre et d'une renommée honorablement acquise, me mettent à l'abri d'un pareil désastre. Néanmoins, je tiens à prouver au puplic qui m'honorera de sa confiance et à mes confrères en général que, quoique puissant en moyens de réussite, je cherche le niveau de la profession et les moyens de faire à celle-ci un plus grand nombre de prosélytes en leur offrant d'abord ces garanties vulgaires que le temps et certaines réclames ont consacrées; ensuite, celles que donnent l'étude, le savoir, l'expérience et l'habileté. — Mes preuves ont été faites il y a longtemps, et il me sera facile de les fournir ici comme ailleurs. Solidité, légèreté, excellence, durée, sont les devises de mes œuvres. Les États-Unis, l'Amérique du Sud, les îles de Cuba et de Puerto Rico, l'Espagne d'un bout à l'autre et la ville de Londres, savent à quoi s'en tenir là-dessus et honorent ma mémoire et ma pratique au-delà de mes espérances. Aussi, vois-je chaque jour dépasser le seuil de mon cabinet bon nombre des habitants de ces heureuses et hospitalières contrées qui, personnellement ou par tradition de famille, en mesure de priser mes travaux en ce qu'ils valent, sont heureux de recourir à Paris à leur ancien chirurgien. Cet hommage en pleine capitale du monde civilisé confirme et met en évidence les titres que j'invoque en ce jour pour parvenir à occuper le rang auquel j'ai droit parmi les plus honorables de mes collègues de cette illustre ville.

Pour atteindre cette noble position, comme j'ai déjà

eu l'honneur de l'insinuer plus loin dans le corps de cet opuscule, j'ai non seulement les diplômes des différentes universités qui me donnent droit d'exercice, légalisés par les autorités françaises; mais, ce qui est plus important encore, les connaissances théoriques et manuelles que ceux-là symbolisent et sanctionnent, et celles de langues vivantes, telles que l'anglais, l'allemand, le suédois, le hollandais, l'espagnol et le français, puissants liens qui doivent me rapprocher de ces différentes nationalités dans leurs excursions à Paris.

Nota. J'ai toujours attaché à mon établissement un ou deux médecins des plus célèbres, pour quelques consultations extraordinaires qui peuvent se présenter.

UN MOT

AUX MARCHANDS D'ORVIÉTAN.

XXIX.

Voici ce qu'en dit Horace dans son livre I, satyre II :

Ambubajarum collegia, pharmacopolæ,
Mendici, mimæ, balatrones, hoc genus omne
Mætum ac sollicitum est, cantoris morte Tygelli ;
Quippe benignus erat, etc.

Voici, à mon tour ce que je leur dis :

Les annonces et les réclames grotesques et risibles des journaux étant devenues impuissantes, les dentistes de cargaison ont eu recours aux murs de la capitale qu'ils ont placardés à l'envi. Chacun promet sa merveille, chacun raconte son miracle, chacun jette sa poignée de poudre étincelante aux yeux du passant désœuvré, qui tout ébahi lit et relit ces traits de bonne aventure dignes du fameux Dulcamara. — Qui garantit pour cinq, qui pour dix, qui pour l'éternité ! Depuis un franc jusqu'à cinq on arrache en plein marché des dents à la minute, au *son d'un orgue de Barbarie ;* on les embaume de même et on en pose, inébranlables et d'une beauté et perfection surprenantes. Qu'importe la souffrance et l'espoir deçu du candide prochain !

L'argent est le mobile, sans lui tout est stérile ; le patient le possède, il consent à s'en démettre flatté et bercé par tant d'offres mensongères, colportées même, d'un bout à l'autre de la ville par les lignes d'omnibus. Voilà en vérité ce qu'il fallait à ces industriels. Le bruit de la grosse caisse, battue à tour de bras dans tous les coins et les recoins de la bruyante cité, a produit son merveilleux effet. Les malades guéris ou non, les dents conservées ou non, donnent la vogue à l'établissement, par l'affluence plutôt que par la science : tout marche au gré de l'ambitieux fondateur, qui en deux temps et trois sauts, plus rapide qu'un saltimbanque, a improvisé sa fortune, et qui, une fois ses poches garnies, cherche partout un acheteur, n'importe lequel, sans les garanties que devraient réclamer le peuple qu'ils étourdissent nuit et jour, la législation qui le régit, l'humanité qu'ils abusent et la morale qu'ils froissent impudemment.

Les charlatans sont les fraudeurs ou faux monayeurs de la science; avec cette différence que ceux-ci cherchent toujours à imiter ce qu'ils falsifient, tandis que ceux-là le défigurent totalement. Le masque affreux dont ils couvrent l'art ou profession qu'ils desservent n'est point le sophisme qui embellit, trompe, et séduit : c'est la caricature qui met en relief le ridicule et les défauts que l'homme habile cherche à masquer. Leur maxime, du reste, est trop connue : Promettre n'est pas tenir, et tenir par un moyen quelconqne, c'est s'enrichir. Qu'importe l'opinion du public, n'est il point bicéphale ?...

FIN.

TABLE DES MATIÈRES.

—

Paris. — Imprimerie d'Aubusson et Kugelmann.

www.ingramcontent.com/pod-product-compliance
Ingram Content Group UK Ltd.
Pitfield, Milton Keynes, MK11 3LW, UK
UKHW020230220726
13923UKWH00002B/590